楽天的
闘病論

がんとアルコール依存症、
転んでもタダでは起きぬ社会学

前田益尚

晃洋書房

目次——楽天的闘病論

第一部

身体的な病を超えて

ひとに向けて発砲するガンマン 01

――発声にまつわる下咽頭がんの超克――

第二部

精神的な病を超えて

アル中！ ワンウェイ・ロード!! 89
――アルコール健康障害対策基本法の成立を受けて――

身体的な病を超えて

第一部

ひとに向けて発砲するガンマン

――発声にまつわる下咽頭がんの超克――

「いき」の第一の徴表は異性に対する「媚態」である。異性との関係が「いき」の原本的存在を形成していることは、「いきごと」が「いろごと」を意味するのでもわかる。「いきな話」といえば、異性との交渉に関する話を意味している。なお「いきな話」とか「いきな事」とかいううちには、その異性との交渉が尋常の交渉でないことを含んでいる。

（中略）

「いき」の第二の徴表は「意気」すなわち「意気地」である。……（中略）……「武士は食わねど高楊枝《たかようじ》」の心が、やがて江戸者の「宵越《よいごし》の銭《ぜに》を持たぬ」誇りとなり、更にまた「蹴《け》ころ」「不見転《みずてん》」を卑《いや》しむ凛乎《りんこ》たる意気となったのである。

（中略）

「いき」の第三の徴表は「諦め」である。運命に対する知見に基づいて執着《しゅうじゃく》を離脱した無関心である。「いき」は垢抜《あかぬけ》がしていなくてはならぬ。あっさり、すっきり、瀟洒《しょうしゃ》たる心持でなくてはならぬ。この解脱《げだつ》は何によって生じたのであろうか。異性間の通路として設けられている特殊な社会の存在は、恋の実現に関して幻滅の悩みを経験させる機会を与えやすい。

（九鬼周造『「いき」の構造』岩波文庫、一九七九年、pp. 22-27）

はじめに

著者が、がんと戯れる契機となったのは、二〇〇七年三月のことでした。

戯れという言葉を使ったのは、闘病をプレイと捉えた、格闘家ならぬ闘病家を気取った著者の気持ちの表れです。闘病記の多くは、がんを太刀打ちできない存在として、悲観的に描いており、読んでいても、なかなか勇気が湧いて来ません。著者は、本書の第一部を、サバイバル・ゲームの指南書として読んで頂きたいのです。ただし、第二部においては、その成功体験の陰に、恐るべき、がんの原因、精神の病の存在を知ることとなり、どんでん返しが待っています。

膵管結石《すいかんけっせき》の治療のため、大学を休職していた著者は、復職前に、奥歯の親知らずを抜歯しようと考え、大津赤十字病院の歯科を受診しました。その時、奥歯の表側にある首の小さなふたつのしこりに気づいて、念のため、細胞を摂取してもらい、生検を受けたのです。ひとつ目のしこりの結果は、脂肪の塊で、問題なしでした。もうひとつのしこりの結果も、楽観していて、教壇に復帰します。そのまま、授業に感《かま》けて、結果を聞きに行くのが、遅れていたのです。

ようやく、新年度の授業も軌道に乗って、耳鼻咽喉科を受診した二〇〇七年四月一九日、生検の結果、ふたつ目のしこりは、下咽頭《かいんとう》がんだと宣告されます。鼻から入れたファイバースコープで見た喉の奥は、赤黒いがん細胞に、器官が四分の三くらい覆われており、これで、よく声が出たなあ、よく食事が取れていたなあと、医師に不思議がられました。しかし、宣告の直前まで、大教室で、二〇〇人以上の学生を前に、難なく講義を熟《こな》していたのです。

宣告は、ステージ4に近い下咽頭がんでした。直ちに、声帯ごと除去する手術を行うと言われました。しかし、著者の生きがいは、フリートークで授業を行い、次世代に、口頭で檄を飛ばすことです。抑揚のない筆談、板書だけでは、トークマシンである自分の生きざまが、終わってしまいます。著者にとって、声帯を取ることは、万死に値すると訴えました。すると、声帯を残す方法には、放射線治療があり、その場合、五年生存率、五〇%だと提示されます。著者は、間髪を入れず、声帯を残す放射線治療を選択しました。

入院した翌日、耳鼻咽喉科の部長さんが、発声に拘《こだわ》る著者に対し、声帯を残して、完治を目指す実験的な手術を試みる医師が、京都大学医学部附属病院にいると紹介して下さいました。ありがたいことです。その後、著者がゴッドハンドと呼ぶ天才外科医との出会いが、受難をサバイバルへ変えるライフヒストリーのはじまりだったのです。その自分史を追って、ひとに向けて発砲、いや発声するガンマン、いやがん患者が、がんと楽観的に対峙する方法論を再編して参ります。

入院日：二〇〇七年五月八日から、退院日：二〇〇八年二月一九日までを、著者による、がん治療一〇カ月の参与観察、フィールドワークと捉え、項目別に、病苦に向き合う社会学者としての見方を記述しながら、がん超克のヒントを提示します。

まず、著者は、重病自慢が、大嫌いです。ですから、先ほどは、がん患者自身を、クールに、ガンマンと名乗ってみました。そして、がんに対して、怯むことなく、〈理解より、解決！〉を目指す処方箋が、本書だとお考え下さい。

医師なら、患者の病気に、《理解》を示しても、《解決》策、つまり、治療法を示せなければ、ドクター失格の烙印を押されるでしょう。ところが、社会学者の発表には、事象の

《理解》だけで成立している知見が如何に多いことか。もし、臨床社会学者と名乗るならば、臨床医と同様、常に処方箋を切る姿勢が必要だというのが、本書の大義です。もちろん、医療に、一〇〇％の成功が無いのと同様、社会学者の学説にも、一〇〇％完璧な理論など、ありません。しかし、分析だけに終わらず、対策を講じる姿勢にこそ、使える学問としての自説の意義があるのです。

なお、本書の中では、資料として、著者が同時代に書き連ねて来たＳＮＳ（ソーシャル・ネットワーキング・サービス）における日記を適宜引用します。

1 病院は、テーマパーク

大学のレジャーランド化が否定的な意味で叫ばれて久しいですが、その大きな要因は、進学率の高さ＝大衆化でした。大学人である著者は、学問の府が、万人にとって楽しくなって、何が悪いのかと思いながら、知的エンターテインメント・ショウとしての授業を組み立てることに邁進しております。そして、大学の大衆化を言うなら、万人を受け入れざるを得ない病院など、もっと早くにレジャーランド化しても良かったのではないでしょうか。

京都という土地は、今や、ホテルの予約も取れない一大テーマパークです。そんなところに、保険で泊まれる京都大学医学部附属病院は、保養の前提条件が揃っています。手術当日までフリーの立場だった著者は、巨大な大学病院を迷路に見立てて、徘徊し、未知の医療設備に遭遇しては、ワクワクしていました。大病院は、一部ずつ増改築や建て直しを繰り返しているため、施設が新旧入り混じって、思いのほか複雑な構造になっています。しかし、万が一、行き倒れになっても、そこは病院。心置きなく迷い切れる迷路なのです。ウォン・カーウァイのカメラワークのように彷徨していると、手術直前の滅入った気分も流れてゆくので、歩ける入院患者には、気分転換にオススメです。

著者は、日常を忘れて回復に努められる病院が、大好きです。ですから、病院を収容所のイメージで捉えて批判するI・イリイチ（1975）が、述べているように、脱病院化社会などというパラダイムシフトは望みません。逆に、テーマパークを期待しているのですから、しっかり管理されていないと、心おきなく楽しめないのです。そう考えれば、投薬も、おもてなしのお茶菓子のように思えて来ますし、検査は、アトラクションとして楽しめます。入院とは、不安や孤独から逃れるために、管理された繭の中に入り、安心して、回復してゆくプロセスだと考えることも出来るのです。悪いことと言えば、病の園をイメージさせる、病院という日本語でしょう。

例えば、暴力団という日本語のラベリング（イメージを植え付けること）は、組員にあらぬ自覚を促してしまい、暴力を助長してしまう側面があります。ならば、病院も、呼称から、ひと工夫しては如何でしょう。病院、病棟……病の巣窟という暗いイメージを払拭して、英語表記、Hospital に即した、癒しに通じる改名をしてみましょう。

一例ですが、著者が入院していた、京都大学医学部附属病院は、Tokyo Disney Land に擬《なぞら》えて、Kyoto Hospitality Land と英語化してみます。通称は、USJに擬えて、KHLとラベリング出来ます。著者が入院していた南病棟は、サウスタワーと表記するだけで、高級ホテルか、億ションっぽく、明るい印象に変わるでしょう。球場や競技場が、スタジアムと呼ばれた途端に、テンションが上がるのと同相です。そして、これらが、まさに、病院のテーマパーク化の一案、第一歩です。

テーマパークにすれば、そこにいる医師も、看護師も、医療スタッフみんなが、ミッキーマウスや、ドナルドダックのように見立てられ、キャストとして、ロールプレイングをしてくれるのではないかと夢想出来ます。見方を変えれば、患者は、ハロウィンのゾンビのようにも振舞えます。日夜行われる治療や検査も、アトラクションだと捉えれば、どんなにか、闘病生活も楽になるでしょう。

著者が入院した直後、第4章に登場する、最も素敵な看護師さんが、闘病生活の気を紛らわせるために紹介して下さったのが、SNS（ソーシャル・ネットワーキング・サービス）です。そのネット上の日記で最初に書いた三篇を再録します。

■タイトル：第三のテーマパークを往く。
(二〇〇七年五月一七日 01：16)

ディズニー、ユニヴァーサル、そしてホスピタル！ 今第三のテーマパーク〝病院〟が熱い。重病なら、もれなくフリーパスをゲッツ!! まずは安全なアトラクション（検査）を回ろう。

俺のオススメ、ベスト3。

第1位、CT。
通は、造影剤付きをチョイス。体感に個人差はあるが、俺は注射の造影剤で軽くラリる。血管から懐かしい危険な薬物の想い出。

第2位、MR。
ガンガン来る音響設備は、ヘビメタなんか目じゃないぜ！

第3位、胃カメラ。
これぞ罰ゲーム。ルゴール染色された日にゃあ、一日ムカムカ。上島竜平以上のリアクションも期待できる。

以上、初心者でも楽しめる病院ガイドでした。

■タイトル：薬の副作用で、悪酔拳（わるよいけん）。
（二〇〇七年五月一八日 08：05）

実は俺、荒野のガンマンとして入院中です。
しかし銃社会ではない日本で、ガンマンが生き残る道は厳しい。
では、武術でもマスターするか、と考えていた矢先…

抗ガン剤（内服）も、第二クールに入り、プチ副作用各種あり。
まさにドラッグ・モンキー、
舌のもつれ、歩行時のふらつきがマイ酔拳の体。

でも、ジャッキー・チェンはおもんないから、イヤイヤ。
おなじ酔拳でも、悪酔い（ワル?）にした方がクール!

例えば、〝舌のもつれ〟は、トークが身上の俺には今までご法度やった。
しかし、抗ガン剤の副作用で、一時しゃべりが噛み噛みになる。
いわゆる〝ナチュラル・ボケ〟を初体験。
これや！これ、俺に欠けてた（ブラック?な）笑いは。悪酔拳。芸域、広がったわ〜
副作用も芸の肥やし。
娯楽化の手は緩めてへんで〜

■タイトル：食事制限が生む病棟魯山人。
（二〇〇七年五月一九日 00：00）

病院食グルメのアプローチには、実は二パターンありんす。

ひとつは、病院ごとに食べ比べてみる。

これは有り体。誰でも出来る。

ふたつめは、病気ごとに食べ比べる。

これが通人の域。煩い（患い）多き者にしか味わえない。

俺は膵炎食と糖尿食を食べ比べて、病院食に〝いき〟の片鱗を想う。


膵炎食は患者が比較的少ないだけに、より病院色（ホスピタリティ?）が濃いい。

しかし長く味わってゆくと、外にはない思い出の味になる。

糖尿食は患者も多いだけに、味付けに工夫が凝らされており、市販されているものに近い。

それだけに有り体である。


例えば、膵炎食は生粋の給食、糖尿食は民間業者を介した給食の味と咀嚼されたし。

結論。真の病院食グルメを極めるためには、ひとつの病院に入院するだけでよい。

ただし、あらゆる病気に罹り、あらゆる制限食を摂られたし。

俺はまだまだ、駆け出し。

ガンマンの道も険しいが、病棟魯山人への道もこれまた厳し。
グルメ漫画ブームのいま、誰か重病患者をモデルに〝病棟魯山人〟のマンガでも描いてくれ。

▽実　現

大学人である著者は、能天気な提案を、ネット上の日記に公開しました。そして、その後お世話になった、京都大学医学部附属病院では、旧来の看護フェアを改組して、よりエンターテインメント色を打ち出した、オープンキャンパスならぬ！《オープンホスピタル》を、毎年、実施することとなっています。

▽パロディ

著者は、闘病を進めるにつれ、当初予想していた病態より、酷い目に遭うこともあったようです。それでも、おもしろおかしく乗り越えたいと考えて、ＳＮＳの日記には、その苦境を、テーマパークのパロディとして描いていました。

【パロディ日記】
■タイトル：第三のホロコーストで、悠々自適。

（その苦境を、二〇〇七年一〇月一一日 09：35）

アウシュヴィッツ、トレブリンカ、そしてホスピタル！
もはや、俺は、第三のホロコースト〝病院〟で、賃貸のワンルームに住んでいる（笑）
ほんで、治療修了。ガンマンのガンは剥奪、タダの〝マン〟に戻ったと確信しています。

マンになった今、あえて地獄のアトラクション（治療）を振り返ろう。

俺のゲロゲロ、ワースト3。

第1位、放射線浴。
通は、抗がん剤との併用を、志願。俺は三〇回の被曝で、二度も、悪魔を見た（笑）
食道から焼き尽くす胃酸の逆流。

第2位、吸引。
ヒューヒュー咳き込み、痰を吸い取る吸引器は、まさにダースベイダー殺し！

第3位、一二時間手術。
これぞイリュージョン。全身麻酔された日にゃあ、いい夢、いい旅、日付が飛んでく！
ある朝、若人あきら以上の覚醒を演じられる。

以上、プロ患者をも苦しめた必殺！　仕置きランキングでした。

この日記を、改めて読み返してみると、当時から、どのような逆境であっても、意地でも、おもしろおかしくサバイバルしてゆこうとする気概が感じられました。よって、以降も、ＳＮＳに挙げていた日記内容は、著者のライフヒストリー、特に感情面を裏打ちしてくれるので、抜粋して、本文にコラージュして参ります。

著者の患部は、喉を伝わる動脈の寸前まで、がんが侵食していました。あと一歩で、手術の適用外。そのコンマ・ミリ単位の薄皮一枚で、がん細胞を削ぎ取る天才外科医の奇跡の手術は、大成功します。そして、ゴッドハンドの宣言通り、術後二週間で、声が出ました。正統主治医の手腕に感謝して、ひとに向けて発砲するガンマンの生還です。

2 主治医とは、ボケ＆ツッコミ

話は、前後しますが、改めて、著者の闘病生活を変えて下さった天才外科医、ゴッドハンドとの出会いから、説明しましょう。

ステージ4に近い下咽頭がんと診断され、声帯を取って完治を目指す手術か、声帯を残す放射線治療で、五年生存率、五〇％かの二者択一を迫られた著者は、迷わず、声帯を残して、余命のカウントダウンを刻む道を選びました。その**腹を括《くく》った即答**ぶりに、大津赤十字病院の耳鼻咽喉科部長さんが示された、第三の道。それは、声帯を残して、完治を目指す実験的な手術を試みる異端の医師とのマッチメイクでした。このサバイバル体験からも、今後、医師と患者とのマッチメイクは、厚生労働省の主導で重要な専門職にして頂きたいものです。

　京都大学医学部附属病院で、ゴッドハンドとはじめて出会ったのは、がんの宣告から、週を明けての外来診察日です。まず、ゴッドハンドに言われたのは、ステージ2までの下咽頭がんなら、声帯を残して、一〇〇％完治を見込める手術が出来るとの輝かしい経歴でした。しかし、それは、ステージ4（1が軽く、4は最終局面）に近い著者の場合、手術をするのは、未知の領域、もし、失敗すれば、経歴に傷がつくと言わんばかりの口上に聞こえました。対して、覚悟を決めていた著者は、ならば、余命五年でも、声帯の残る放射線治療を選ぶと即答します。すると、**天才外科医、ゴッドハンドの目が光り、そこまで覚悟が出来ている患者ならばと、もうひとつの結論を切り出しました。**

　ゴッドハンドが手術した以上、声帯は、必ず守ると言明されたのです。ただし、著者のようなステージ4に近い患者の場合、食道までは守り切れないかもしれないと続けられました。つまり、二度と、口からものが食べられなくなるかもしれないということです。さらに、手首から、ごっそりと神経を取って、喉に移植するため、左半身が不随になる危険性もあると言われました。そこで、ゴッドハンドが、著者への了解を取られる前に、著者から、ゴッドハンドへ確認を取ります。**「もう一度、教壇から、学生たちに向けて、発声するマイクパフォーマンスが出来るのですね」と。それが出来るのなら、残りの肉体が、どうなっても構わない**と回答しました。それならば、（奇跡の）手術をやろうと、両者合意です。正統主治医となったゴッドハンドのご英断に、心から感謝致します。

　このやり取り、あまりの急展開に、横で見聞きしていた付き添いの母は、後で、こう漏らしています。「いつ、なんで、ふたりが合意したのか、話についていけなかった」と。まるで、ウィンブルドンの決勝戦における、超一流テニスプレーヤー同士が打ち合う、高速ラリーを見ているようだったと。医師と患者の良いマッチメイクは、このような結果を生みます。

　ここで肝となるのは、**著者が、多くを望まなかったという点です。もし、声帯も、食道も、左手も、すべて元通りにして欲しいと望んだら、その時点で、ゴッドハンドは手術から降りたでしょう。声帯さえ残れば、後は、どうなっても構わないという潔さが、メスを振るわせたのです。**

　そして、ステージ４に近い下咽頭がんに対して、声帯を残して、完治を目指す奇跡の手術は、大成功致しました。ゴッドハンドの手腕に、感謝の念は尽きません。

▽もうひとりの主治医

入院後、著者と身近に接するのは若き主治医です。ゴッドハンドの後継者として信頼出来る考えをお持ちなので、著者は、胸の内で勝手に、命を預けるライフセーバーと名付けました。彼と著者との関係も、良好です。それは、診察において、ゴッドハンド同様に、互いを信頼するチームメイトのようなラポール（絆）を醸成出来たからです。

例えば、患者に解らぬ専門用語の多用を、若き主治医、ライフセーバーに思い知らせるには、「カニューレ（管）って、パスタですか？　海の幸のカニューレとか、ありそうですやん。」などと、ウィットに富んだボケで、笑いを誘いながら、説明を引き出すことも可能な関係になりました。

また、ライフセーバーが、臨床心理学者キューブラー・ロス（1969）による末期がん患者の精神、５段階説（否認と孤立→怒り→取引→抑鬱→受容）を説明してくれた時のことです。

重篤ながん患者には、宣告されると、まず、信じられないと病状を否定して、孤立無援の状態に陥る方が多いそうです。そして、自分は、どんな悪いことをして、こんな罰を受けなければならないのだと怒り心頭になる患者さんもいると話されました。次に、なんとかしようとあがいて、気持ちを逸《そ》らす矛先を探すのが、取引に当たるそうです。しかし、上手くいかないまま時間が過ぎて、落ち込み、最後に現実を受け入れて、終末を迎えるのだと説明されました。

その上で、ライフセーバーは、担当するがん患者に、それぞれの段階に応じたケアをしているのだと教えてくれました。しかし、前田さんは、どの段階にも当てはまらず、最初から、迷いなく受容というか、達観されているので、不思議だと言われるのです。

確かに、**がんに対しては、ジタバタしても自分の力ではどうすることも出来ないし、ゴッドハンドに出会って、お任せした時点で、すべてを丸投げした**のは、前述の通りです。しかし、人生を振り返ってみると、ありました。著者にとっては、自分の言動で、結果が左右される恋愛（失恋）のプロセスに、キューブラー・ロスの五段階説が、当てはまります。

自意識過剰な著者は、好きな女性にフラれても、まず、信じられないと現状を否定して、孤立無援の状態に陥ります。そして、自分は、彼女に、どんな悪いことをしたから、フラれなければならないのだと怒り心頭になることもありました。次に、なんとかしようとあがいて、身近な女性に手を出そうとするのが、取引に当たるのでしょう。しかし、上手くいかないまま時間が過ぎて、落ち込み、最後に現実を受け入れて、フラれた自分を受け入れるのです。

そうです。**著者には、がんより恐ろしいものに、恋愛があった**のです。ですから、後述する、**看護師さんとの擬似恋愛が、がんに対する苦悩を上回る、上書き出来る**と確信出来たのです。恋愛談義も出来る若い主治医、ライフセーバーの登場には、心から感謝しました。

▼相　棒

若手主治医のライフセーバーとは、術後のリハビリでも、ボケとツッコミというか、切磋琢磨して、乗り越えました。

術後、心身が健康になるにつれ、口からものを食べられるようになるまで、著者には、あらゆる欲求が滾《たぎ》り始めます。早く、口からジャンクフードが食べたい。そう思うと、流動食の段階でも、こっそり、病院内のコンビニで、菓子パンを買って来て、チャレンジを始めます。もちろん、最初は、喉が受け付けず、誤嚥《ごえん》して、肺に入って、噎《む》せました。

しかし、文系なのにマッド・サイエンティストの著者は、液体状の嚥下食は、気道に入りやすい、だから、固体で嚥下（飲み込み）を鍛えた方がサバイバルに適しているという仮説を立てていました。固形物の場合は、食道と気道の境で、どちらへ転ぶか、二択で、一か八かです。しかし、液体の場合分離しますから、食道と気道の境で、必ず両方へ流れるでしょう。だから、固体を、食道と気道の境へ押し込み、食道へ転がるよう筋肉を鍛えるのが、リハビリの近道、いや、サバイバルだと考えたわけです。もちろん、嚥下のリハビリ、その教科書では、固体が丸ごと肺に入るリスクを考えて、一義的に敬遠します。液体の量が少しずつでも、食道へ入る割合を多くする訓練をするのが、常道だと説くのです。

そして、ある日、検査の予定が早まり、急いで、昼食を食べなければならない瞬間が訪れました。ゼリーを急いで飲み込もうとすると、必ず、一部が気管に流れ込んで咳き込むばかりです。そこで、隠れて買っていたパンを飲み込むと、なんと、切れ端が次々に、食道へ転がり込んでいったのです。

その話を聞いたライフセーバーは、落ち込み、「私の指導より、一気食いの方が正しかったのかも。」と、おっしゃいました。しかし、著者は、「あっ、あれは火事場のバカ力ですから……」。率直な対応をして下さる、最も身近な主治医、ライフセーバーには、常に信頼を置いて、感謝しておりました。

▽相棒2

患者と医師は、命の遣り取りが絡むだけに、信頼関係か、対立関係か、硬直した二元論に陥りがちです。それでは、長い闘病生活がもたないので、どこかで、関係性を脱臼させる瞬間、すなわち、関係の柔構造化が必要だと、社会学者の著者は考えました。その土壌には、院内カウンター・カルチャーの空気、雰囲気の醸成が必須です。

ある日、喉のガーゼを取って、気道を確保するために開けてある気切口《きせっこう》を処置中の出来事です。開けっ放しの気切口から、息が、洩れ洩れで、もの言えぬ著者は、食傷気味である嚥下食のゼリーを、気切口から、思いっきり、ふぅ〜んんんと、若手主治医、ライフセーバーの顔面に、大噴射してしまいました。ゼリーの残滓《ざんし》を、浴びるライフセーバーに、ギャラリーの看護師さんたちは、大喜びです。緊張した医療現場ではありえない、スラップスティックな、オチになりました。そして、著者は、うっぷん晴らしに成功です（笑）

手術前に、気管を確保するために開けた気切口は、その後も、放射線治療を受けて皮膚がボロボロになり、穴が閉じずじまいになっていました。この顚末は、そのフラストレーションから、著者が反撃ごっこを試みてみたのです。

社会学者としての著者から見れば、学生運動や労働運動など、無粋な対抗文化において、闘争と見なされる姿勢は、無用な軋轢を生み、ハイ・リスク、ロー・リターンです。結果、歴史に、精神的な屍の山を築くだけでしょう。ならば、〝粋〟なカウンター・カルチャーにおける、小手先（喉）の戦術こそが、相手側の苦笑、失笑を誘うくらいで事が済み、ロー・リスク、ハイ・リターンとみなせます。結果、町内レベルのサイズでならば、喉からゼリーは、牧歌的な支持を得て、病棟での信頼関係の醸成に生きたと言えるでしょう。

その証左に、ゼリーを浴びて、関節をはずされた感のライフセーバーは、ぽつりと、言いました。

「早く、喉を、閉じてあげたいなあ。」

ありがたいことです。人間関係の着地点は、勝敗を決するにあらず、仲良しラポールの醸成が、大切です。

▽相　棒3

遅々として進まなかった嚥下《えんげ》の訓練も、著者の反則技、一気食いへの若手主治医、ライフセーバーの理解を経て、ゼリーがだんだん硬めになり、新しい食材へと、飛躍的な展開を遂げました。推進したのは、文系なのにマッド・サイエンティストの著者による論理的な説得と、主治医の納得です。

まず、食べているモノの動きを、流体力学に擬《なぞら》えます。液体は、本来、出口の数だけ分散して、効率良く流れ出ようとする性質を持っているので、我が意志のコントロールが効きません。逆に、固形化したモノほど、一体として動き、意志と連動した喉の筋力で制御出来るはずです。

正式な訓練では、ゼリーひと口毎に、喉に滞留していないか、咳払いしては確かめ、全部飲み込めたと確認した後に、次のひと口へ進みます。しかし、滞留が分かり、咀嚼《そしゃく》し直していると、その間にゼリーは温まり、液化してしまいます。液化したら、必ず、一部は気管へ流れ込むのでした。

ところが、菓子パンを食べていた秘儀で掴んだコツは、いちいち確認せずとも、次から次へと食べてゆけば、たとえ滞留していようとも、トコロテン方式で、次のひと口が食道へと押し流してくれるという現象を引き起こしてくれます。もちろん、コツを掴めばです。

では、液体には、どう対処するべきなのでしょうか。出口を減らすこと＝気切口を閉じるしかありません。それまでに、固形化したモノで、喉の筋肉のコツと馴れを誘発し、食道への道筋をつけておけば、流れやすいルートに沿って、液体は食道へ導かれるとの推論に達しました。

以上、著者の論理をもって、食材の固形化推進を説得すると、科学者たるライフセーバーは、当然の帰結として、納得されました。すでに、パン食いの秘儀で、裏は取れています。文系なのにマッド・サイエンティストの思考実験、いや、隠れ食いも、捨てたものじゃありません。

哲学者、オーギュスト・コント（1798-1857、仏）は、科学の進歩を、数学、天文学、物理学、化学、生物学、社会学と紹介していました。なぜ、今や自然科学ではない、社会学が挙がっているのか。科学史では、社会学のところを、社会物理学とラベリングしていた向きもありました。ともあれ、この日より、昼食から、ゼリーを脱して、栄養たっぷりの新食材へ、ステップアップしました。これが、コンスタントに嚥下できれば、栄養充足のためにあった、鼻から、チューブを抜く日も近いと喜んだものです。

そして、液体から、より個体に近いモノが出されて、試食しましたが、イマイチ不味いババロアの体であったと、ＳＮＳには、記録が残っています。その名は、〝トウフィル〟。豆腐に似せているからでしょうか。しかし、似ても似つかぬ、人工的なテイストだと記されていました。その次のステップで、申し訳なさそうに、本物の「冷奴」が、もれなく付いて来ます。展開に、遊び心ありか。これは、美味いと書かれていました。要は、苦々しい嚥下の訓練も、論理を尽くせば、豆腐に行き着くということです。

後に、著者の荒業を見学に来られた、ＳＴ（言語聴覚士）の大学教授が、固形に固執する同様の患者は、どこにでもいるとおっしゃっています。

その先生が遭遇した例では、術後の患者さんが、どうしても、すぐに、好物のグラタンが食べたいと言ってきかなかったそうです。そう言われても、いきなり硬めのモノは、全部誤嚥して、肺炎になる危険性があると説明されたようですが、それでも構わないと、患者が言い張るので、グラタンを食べさせたそうです。結果は、案の定、誤嚥の連続で、噎せっ放し。それでも、その患者は、構わず、グラタンを食べ続けて、肺炎になったそうです。さらに、この男、肺炎が治ったら、懲りずに、再びグラタンを食べたそうです。そして、また、肺炎。その繰り返しで、コツを覚え、苦しみながら、いつの間にか、嚥下を体得しました。世の中には、七転八倒のサバイバルで、スキルを身に着けるという方法論があるのです。

▼天才の操り方

さて、この章では、結論として、天才外科医、ゴッドハンドの操り方を、マニュアル化しておきましょう。天才の心をくすぐるコツは、誰も出来ないことを、してもらうよう、お願いをするということです。

著者の手術は、気管確保のため、喉に気切口を開けて行われました。そして、手術後には、気切口を開けたまま、すぐに放射線治療が行われました。切除しきれないがん細胞が残っていた場合を想定して、念のための処置です。結果、放射線に焼かれた喉は、皮膚が脆く焼け爛《ただ》れ、気管を確保する必要がなくなっても、気切口が縫合出来ないという情けない状態になってしまいました。

本来、健康な皮膚であれば、気切口の縫合など、簡単な手術で済むはずです。ですから、難関手術に挑むことがご専門のゴッドハンドには、頼めません。結果、若いライフセーバーでは、爛れた皮膚は、縫合出来ず、そのうち、ゴッドハンドは、手術だけに没頭出来る環境の大阪赤十字病院に、転出してゆくという、著者には悲しむべき史実が紡がれます。

以降は、著者が退院後の余談です。

気切口を閉じるのは、放射線の影響がなくなるまで年月を要すると言われて、著者は、京都大学医学部附属病院の退院を余儀なくされました。しかし、退院後、すぐさま大阪赤十字病院に、ゴッドハンドを訪ねて行きます。そこで、天才外科医に掛けた言葉は、以下の通りです。

「先生、この気切口を閉じようと、京都大学医学部附属病院の全ての医師が試みたのですが、誰ひとり、縫合することは出来ませんでした。」

それを聞いた天才外科医の眼が光ります。ならば、自分がやってみようかと。

そして、ものの十数分で、見事に、気切口は、閉じられたのです。

しかし、その間も、目隠しされて、局所麻酔を受けている著者には、天才外科医とは思えぬ、看護師さんとのトボケた会話が耳に入ります。以下、当時の日記から、再録します。

スポン！

ゴッドハンド「あっ、抜けちゃった！」

看護師さん「先生、壊さないでください!!」

見えへんけど、何が抜けたんや!!!

患者が、俺じゃなかったら、暴れてますよ。

なんか、器具がないらしい。

ゴッドハンド「脳外科が手放さないなら、盗んでくるね。」

看護師さん「やめてください。わたしがちゃんと借りてきますから！」

あっ、この会話のモード、大学における俺と事務方のやり取りと、いっしょ（笑）

いや、それより、脳外科の器具て、なんやねん!!!

能ある鷹は爪を隠す。縫合成功の後、京都大学医学部附属病院へ挨拶に行った際、お世話になった医師団に傷口を見せたのですが、誰ひとり、放射線で爛れた気切口が、ゴッドハンドによって、どのようにして縫合されたのか、分かりませんでした。天才は、痕跡も残さないようです。

結論。**ゴッドハンドに腕を振るわせるには、誰も出来ない難しい手術である事実を突きつけて、天才心をくすぐるのが、一枚上手な患者のサバイバル術です。**そんなプロ患者のことを、「素人専門家」（lay expert）とラベリングします。そして、プロ患者は、正統主治医の天才肌に、畏敬の念を持つと同時に、その手腕には、心から感謝しておりました。

さらに、天才外科医、ゴッドハンドの凄さは、一見して、達人には見えないところです。京都大学医学部附属病院では、よく、ふらふらふらふら、病棟を歩いていらっしゃり、私服だけ見たら、普通のおっさんにすら見えます。能ある鷹は爪を隠す。一度、病室がわからなくなった見舞い客かと思って、「どうしました？」って声を掛けたら、「オペが、中止になってもうた。」とヘラヘラ言われて、ようやく、ゴッドハンドだと気づいたことがあります。それが手術では、豹変するのかと思っていたら、局所麻酔の時は、「もう、縫っちゃおうよ。え？……ダメ？　ダメ？」って、患者が著者じゃなかったら、暴れているモードです。そんな具合に、天才外科医のお茶目ぶりも、楽しめなくっちゃ、がんになる資格ナシですよ。

ゴッドハンドの能ある鷹は爪を隠す、飄々ぶりは、枚挙に暇がありません。まだ、京都大学医学部附属病院に入院中のある時、気切口の縫合をトライするのに、たまたま、病棟に麻酔薬が切れていたので、麻酔がヤメになりました。SNSに残る当時の日記から、抜粋します。

麻酔が無いと知って、ゴッドハンド（正統主治医）は、鶴の一声。

「痛いかもしれないし、痛くないかもしれない。」

なんじゃ、それ！

ライフセーバー（若手主治医）が、気を使って、一声。

「痛かったら、手を挙げてください。」

…（痛いので）挙手！

ゴッド「ごめんなさい。」

…再び、（痛いので）挙手!!

ゴッド「ごめんなさい。」

それだけかい!!!

▼そもそも

若手の主治医、ライフセーバーとは、知的な会話を楽しめました。そして、著者の中では、がんについての考え方が、最終的な結論に至りました。

あらゆる生命体は、利己的な存在であるとする、リチャード・ドーキンスの説（1991）に依拠するならば、がん細胞が、宿主に当たる母体というか、身体を滅ぼすのは、本望ではないはずです。なぜなら、がん患者が死ねば、がん細胞も死滅するのですから。

ならば、どのような形であれ、共に、生き延びられるはずです。共棲出来る、細胞だけが、進化の過程で、体内に残ってくれるはずだというのが、著者とライフセーバー、ふたりの推論でした。だから、この闘病で、著者が死ぬことはないと信じることにしたのです。そして、たとえ、この考えが間違いであったとしても、信じることで、自己治癒力は高まるでしょう。

ライフセーバーの操り方

若手の主治医、ライフセーバーは、技術面より、チームメイトのような頼りがいのある好人物です。彼が、喉に開いてる気切口を閉じる、最終手段として見出した、〝巾着縫い〟を実行した時ですが、複雑な縫合なので、痛そうで、難しそうでした。

しかし、前述の通り、正統主治医のゴッドハンドが、局所麻酔を使わなくなったことが、病棟の慣習となり、彼も、使うそぶりを見せません。どうしたものか。以下、ＳＮＳに残る日記から、再現です。

ライフセーバー「気切口に、この縫い方を試したひとはいないだろうなあ。冒険やなあ。」

元々、放射線後に閉じることないねんから、しゃあないやんけえ。…ん、逡巡《しゅんじゅん》すんなやあああ。

俺「先生って、レイモンド・チャンドラーの小説に出てくる探偵、フィリップ・マウローのイメージですよねえ。」

セーバー「ん？　それ、どんなひと？」

俺「男は強くなければ生きてはいけない。」

セーバー「よしっ、やろう！」（笑）

俺「だが、優しくなければ生きていく資格がない。」

セーバー「麻酔しよう！」

こうして、正統主治医であろうが、若手主治医であろうが、患者である著者とは、ボケとツッコミの関係を保ちながら、楽天的闘病論が紡いでゆかれるのでした。

ゴッドハンドが、大阪日赤に移られて、著者も退院間近になった時、奉職する近畿大学文芸学部では、母親代わりの存在であった、優しい女性教授（通称：ママ）が、お見舞いに来て下さいました。

ママ「若い医師（ライフセーバー）だけで、大丈夫なん？」

著者「上の言うこと関係なく、教科書離れした処置をしてくれはるので、頼もしいですよ。若い頃の自分に、そっくりです。」

ママ「アンタ、今でもそう（上司の言うこと聞かへん）やん！」（怒）

以上の会話で勇気づけられ、教壇復帰への臨場感が高まります。

3 治療は、アトラクション

手術台は、ステージです。患者にとっては、スポットライトを浴びる、晴れの舞台なのです。

ステージ4に近い下咽頭がんの著者が、声帯を残して、完治を目指す奇跡の手術を受けた当日は、二〇〇七年五月二八日。

病棟スタッフに見送られる瞬間、「イッツ、ショータ－イム!!」と叫んで、手術室へ向かいました。ナルシシズムこそが、苦難に打ち勝つ精神性であるという、著者の信念の現れです。

▼患者が、スターダムに押し上げられる日

手術当日まで、病棟で手術室へ送られていく患者さんを見ていると、皆さん、死刑台に

送られる罪人のような暗澹《あんたん》たる表情です。これでは、自己治癒力も低下したまま、大一番の手術に臨むことになります。せっかく、ナースステーション総出で、「がんばって！」と見送られるのに、顔面蒼白で連れて行かれることだけは、避けたいと思いながら、手術の順番が来るのを待っていました。

そこで、冒頭の、雄叫びにつながるのです。もし、本当に、「イッツ、ショータータイム!!」と叫んで、オペ室へ向かうことが出来たならば、さぞかし、高い自己治癒力の状態で、奇跡の手術に臨めるだろうと考えていました。

そして、当日、唖然とする見送りの看護師さんたちを尻目に、患者である著者は、「イッツ、ショータータイム!!」と叫んで、手術室へ向かい、病院のスターになったのです。完全に自己満足ですが、サバイバルですから、それで良いのです。

▼娯楽施設としての病院

人間、快楽だけを行動の見返りに求めるとは限りません。例えば、著者には、苦役にしか見えない、マラソンや登山も、好きなひとには、心地よい行いのひと時なのでしょう。

完全なるアミューズメント施設においても、どう考えても、苦役に当たるアトラクションが、娯楽として消費されるケースは、多々見受けられます。ジェットコースターは、キャーキャー絶叫しながら、楽しむ人々で、大人気です。バンジージャンプに至っては、客が、極刑に近い状態を楽しんでいます。

ならば、第1章で、Kyoto Hospitality Land と、テーマパークに読み替えた病院における、辛い施術も、アトラクションだと受け入れられる機能が、人間の思考回路の中には眠っているはずです。極論ですが、辛い治療は、絶叫マシンなのです。

著者は、入院後、数々の検査や施術を、すべて、アトラクションに擬え、それを、看護師さんに説明しては、ウケを取り、自分に言い聞かせて、乗り越えて来ました。

例えば、内視鏡検査、胃カメラは、映画『エイリアン』のシーンを彷彿とさせます。カメラが、口から入って来るのは、まさに、エイリアンの侵入シーンです。もし、これが、USJで行われていたら、間違いなく、『エイリアン』という名の体感アトラクションになるでしょう。客は、ゲーゲー言いながらも、楽しめるはずなのです。また、大手術の後、ICU（集中治療室）で、チューブに繋がれた姿は、大友克洋作『AKIRA』の世界観です。

ICUから出て、一般病棟に戻っても、下咽頭がんの手術後なので、すぐには声も出せず、切開されっ放しの気管のままです。そこに痰《たん》が溜まると、不気味な呼吸音が響き、看護師さんに吸引してもらわねばなりません。それでも、看護師さんの前では、『スター・

ウォーズ』のダースベイダーになりきり、強弁を張っていました。ダースベイダーなら、冷静に、担当される看護師さんの吸引技（ハードとソフト）を分析出来ます。

ハード・タイプ：

一気に喉奥まで、吸引チューブを突っ込み、痰を根こそぎ吸い取る技。このタイプを施される際には、患者は決して抗ったり、自ら咳き込んで痰を出そうとしてはいけません。ひたすら、吸引してくださる看護師さんに身を委ね、じっとしていればすぐ終わります。

ソフト・タイプ：

患者がいくら咳き込んでいても、出て来た痰を待ち構え、小気味良く吸い取る技。このタイプには、患者は無理をしてでも咳き込みまくって、自ら痰を込み上げましょう。苦しいですが、我慢せず、涙も汗も全部吐き出す勢いで弱みを曝《さら》せば、優しく吸引してもらえます。

以上、吸引してくださる看護師さんのありがたい匠の技に、呼応したスタンスも準備出来るようになれば、患者というより、プレイヤーになれるのです。これもまた、「素人専門家」(lay expert) とラベリング出来ます。

この時期、喉を鍛えるために、言語聴覚士さんにくわえさせられた〝巻き笛〟では、くわえ〝巻き笛〟で、病棟を練り歩き、角を曲がったところで、出くわす看護師さんに、ピーッ！と驚かせて、楽しんでいました。院内も、園内みたいに、キャラクターで賑わうＵＳＪのようでした。

▼北斗の拳

さらにクールジャパンのアトラクションもあります。本書の冒頭に書いた、下咽頭がんが発見される前に、受けていた膵管結石の治療です。結石に対しては、〝衝撃波破砕術〟という、漫画『北斗の拳』に出て来るような施術を受けました。

これは、衝撃波を患部に当て、身体の内部にある結石を破壊するという、まさに、秘孔を突く、北斗神拳そのものの治療でした。しかも、本当に痛い。膵臓の中で、結石が爆発して飛び散るのですから、結石の出来具合によっては、阿鼻《あび》叫喚《きょうかん》の苦痛です。著者には、「おまえはもう死んでいる。」という、ケンシロウの決め台詞が聞こえてくるようでした。Ｕ

SJで、『JAWS』のアトラクションに乗っていても、食い千切られる痛みは味わえませんが、病院における検査や治療は、痛覚まで、まさに、体感そのものの絶叫マシンなのです。しかも、この〝衝撃波破砕術〟というアトラクション、一回では、結石が除去し切れずに、著者は、リピーターとして、五回も乗っています。

当時、日本では、まだ、普及していなかった〝衝撃波破砕術〟を受けた感想を、導入した医療スタッフに聞かれた著者は、「ケンシロウに、秘孔を突かれて、内部から爆発してゆく悪人の気分です。」と答え、「そのたとえは、わかりやすい。これから、患者さんに説明する時、使わしてもらいます。」と喜ばれたものです。

▽悪ぶる文化

術後の精神的なセルフケアとして、大きく残った手術痕も、劇画風に読み替えます。これは、著者に始まったわけではありませんが、病棟にいると、手術痕の酷い者こそ、歴戦の勇者のように扱われます。患者同士の間で、クールなのは、タトゥーより、スカー（手術痕）なのでした。生々しい傷痕の者が、相部屋の場合、親分になれます。刺青は、その筋のひとか、カウンターカルチャーの証というステレオタイプしか想起させませんが、手術痕には、切った張ったという、歴戦の物語が詰まっているのです。病棟では、任侠伝の刺青を入れた高倉健より、『ランボー』で傷だらけのスタローンが強いのでした。

　また、並行して行われた抗がん剤の効果も、ドラッグだと思えば、クールな嗅覚で、がん細胞の死臭が、身体から漂ってくる気がして来るものです。

　そして、のべなん十回受けたか忘れるくらい受けた放射線治療は、毎日毎日、照射室へ出掛けては、長時間横たわっていなければならない苦役です。しかし、日焼けサロンのつもりで、リラックスしていれば、日光浴ならぬ「放射線浴」と、文化的なイメージに読み替えられます。それに、著者の世代は、怪獣の誕生秘話といえば、トカゲが放射能を浴びて、大怪獣になったなど、放射能万能主義の名残があります。その後は、日焼け文化の流行がありました。ですから、少々、黒く焦げても、ブラザーになったと、これまた、看護師さんの前では、嘯《うそぶ》いて、笑いを誘っておりました。

　そして、このような、治療や検査を、アトラクションに読み替えるコツは、自分の内に秘めた思いにしておくのではなく、巡回して来る看護師さんに披露することです。

「胃カメラ飲んで、大丈夫でしたか？」

「いや、ＵＳＪで、映画『エイリアン』のアトラクションに乗ったと思えば、楽しかったですよ。」

「そんな風に思える前田さんて、凄いですね。」

と、必ず、ホメてもらえます。

キュートな女性看護師さんにウケると、次回から、本当に、胃カメラが、ＵＳＪのアトラクションだと感じられようになるものなのです。

4 看護師（又は、研修医）とは、疑似恋愛

昨今、流行りの患者さんを笑かし、自然治癒力を高めるというケースワーカーさんたちの試みは、立派な行いだと思います。ただ、その地平に、患者さんの方から、医師や看護師を笑かすという次元に到達出来れば、さらに、治癒力は倍増すると考えられます。著者は、自身が入院時、笑いの主導権を握って、辛いがん治療を凌いで参りました。

では、どうやったら、患者から病棟スタッフを笑かすモチベーションが沸くのでしょうか。それは、エロスです。著者の場合は、看護師さんへの擬似恋愛がベースでした。好きな看護師さんにモテたい一心で、巡回に来られるたびに、ギャグを用意して、笑かしていました。

二四時間、笑っているひとは、いませんが、二四時間、恋をしているひとはいます。そして、それが、がんの苦悩を忘れさせ、病苦を超克出来るのです。生のエロスは、死の夕

ナトスを凌ぎます。

第2章で述べた、若き主治医、ライフセーバーとのやり取りを思い出して下さい。臨床心理学者キューブラー・ロス（1969）が提唱した、末期患者の精神、5段階説（否認と孤立→怒り→取引→抑鬱→受容）（本書二〇ページ参照）です。そして、それが、著者には、恋愛（失恋）のプロセスに適合するという発見でした。すなわち、著者には、がんより、恋愛の方が、大事であることを意味します。ならば、**病棟内で恋愛をすれば、それは、がんに対する苦悩を上書き出来る**と確信したのです。

さて、著者は、**当時、独身の男性**でしたから、病棟内で、恋愛対象として、独身女性の看護師さんを想定しても、なんら問題はありません。京都大学医学部附属病院の耳鼻咽喉科のフロアには、当時、三〇人ほどの独身女性の看護師さんがいらっしゃったように記憶しています。そして、皆さん、溌溂《はつらつ》と仕事を熟《こな》していらっしゃる魅力的な看護師さんばかりでした。もちろん、著者の好みのタイプも、多数いらっしゃいます。では、どなたに、恋心を寄せれば、がんに打ち勝つサバイバルとして、正解なのでしょうか。

▼プレイボーイ

ここで、注意事項があります。恋とは、必ず成就するものではありません。ですから、あからさまに告白して、フラれた時のダメージは、自己治癒力を低下させて、がんの思うツボになってしまします。だからこそ、疑似恋愛に止めておく必要があるのです。両想いではない、最後まで辿り着かないからこそ、なまめかしくもあり、常に可能性を秘めた緊張関係となって、病魔のことなど、忘れさせてくれるのです。まさに、九鬼周造『いきの構造』に通ずる、寸止めの美学です。

また、フラれなくても、意中の看護師さんが、ご機嫌ナナメで、相手にされない時間帯も考えられます。その時、ヘコんで、自己治癒力が低下しないように、念頭に置く恋の対象は、優先順位の1位から4位くらいまで設定しましょう。そうすれば、常に、誰かひとりくらい、優しくしてくれるものなのです。

こうして、秘めた恋心に身を焦がしていれば、がんは、常に、恋敵の後塵を拝する存在になってくれるのでした。これで病気は忘れられると思えます。いや、それより、なん股掛けるねん！　とツッコまれるかもしれませんが、所詮は、疑似恋愛です。結果、たとえランク1位の看護師さんに冷たくされた時も、2位か、3位か、4位の看護師さんが優しくしてくれたら、5位のガンは絶対にトップになれず、終始忘れていられるのです。だから、それでいいのです。

▼痛みも、恋の力で乗り越える

日頃、意中の看護師さんとのコミュニケーションは、会話と妄想で楽しみましょう。例えば、朝一番に、採血に来られる看護師さんには、『ドラキュラ』のシチュエーションを妄想します。看護師さんに、「チクッとしますよ。」と言われても、「ドラキュラの映画に出てくる男女は、みんな、美男美女ですよね。好きな吸血鬼に、血を吸われるなら、快感です。」と答えるなど、妄想で、恋愛芝居が楽しめますし、それで、痛みも吹き飛びます。

痛みといえば、ナルシストの著者は、意中の看護師さんに、強い自分を演出しようとして、手術後、麻酔が切れても、決して、痛いとは言いませんでした。どんなに痛くても、好きな看護師さんの前では、痛くないと言い張り、強い自分を演じています。それで、彼女から、「前田さんは、強いんですね。」と言われるだけで、大満足なのです。そして、日勤の彼女が、帰った後に、準夜の看護師さんに、痛みを訴えるのでした。

しかし、そんな強弁を繰り返しているうちに、ある時から、麻酔が切れても、痛みを感じない体質に変わった自分に気づくのです。**恋は、盲目です。なによりの麻酔です。**活用しない手はありません。そして、これも、「素人専門家」(lay expert)とラベリング出来ます。

▼告白の行方

疑似恋愛だと述べて参りましたが、著者は、入院中、一度だけ、告白したことがあります。それは、一三時間半に及ぶ、声帯を残して、完治を目指す決死の手術の直後です。著者は、全身麻酔の眠りから醒めたら、王子様ならぬお姫様が待っていてくれているはずと念じて、手術台に横たわりました。そして、目が覚めた時、好きな看護師さんが、目の前にいたら、愛を打ち明けようと。

するると、ラッキーにも、ランク2位の看護師さんが、麻酔の眠りから起こしてくれたのです。

「前田さん、今は、まだ、声が出せませんから、痛いところ、苦しいところがあったら、わたしの手の平に、書いてくださいね。」

思わず、彼女の手のひらに、指で、「スキ」と愛のメッセージを書きました。

それで、恋が成就したわけではありませんが、その看護師さんからは、後で、こう、言われました。

「全身麻酔から覚めた途端の患者さんに、告白されたのは、はじめてです。でも、看護師になってから、今までで、一番、嬉しい出来事でしたよ。」

それだけで、大満足です。ありがとうございました。これがまさに、がんなんて、どーでもよくなるサバイバルなのでした。

▽エロスの効用

このようなお話を、講演会でさせて頂くと、女性の聴衆から、「それは、男性患者だけの話じゃないですか！」と、お叱りを受けます。しかし、今や、男性の看護師さんも、大勢いらっしゃいますし、若い研修医の多くは、男性です。しかも、著者の若い主治医は、ライフセーバーのように、頼もしい風貌でしたし、ＥＸＩＬＥ並みの男性研修医は、たくさんいらっしゃいます。

要は、患者の心がけ次第です。心理学用語で言う、生のエロスと、死のタナトス。免疫力ＵＰには、一瞬の笑いより、四六時中抱けるエロスが、死の対極として有効なのです。

笑いは重要ですが、残念ながら、対症療法に過ぎません。対して、恋は、病にもなるのですが、それゆえに、身体的な病を、上書き出来る可能性を秘めているのです。

そして、別に、恋する対象でなくても、異性の看護師さんとの会話は、合コンモードの楽しみに転じます。ウィットに富んだ会話が出来れば、相手に敬意を持ってもらえ、その日一日は、嬉しいものです。

一例を挙げると、落ちやすい壁掛け温度計に苦慮していたキュートな看護師さんがいました。

「壁から、ものが落ちると、患者さんによっては、悪い予兆だと思い込まれるんですよ。」

「それなら、不思議と、温度計が落ちた部屋の患者さんは、その後、退院しはるんですよねえ。と言えばいいですやん。」と、文系学者ならではの、小賢しいアドバイスをしたら、感激して、感謝されました。

他愛もない話ですが、**モテるきっかけを虎視眈々と狙っていれば、がんなど忘れられます。**

特別な存在

しかし、ランク1位の最も好きだった看護師さんは、やはり、特別な存在でした。

楽天的闘病論を謳う著者ですが、入院中、唯一、恐れを抱いたのは、手術の前日でした。なにせ、天才外科医、ゴッドハンドも、はじめて挑む、実験的な手術です。ステージ4に近い下咽頭がんを、声帯を残して完治を目指すと言われても、手術前なのに、声は、正常に出ているし、食事も、普段通り、喉を通っています。

自分は、本当に、がんなのだろうか。診断は間違っていて、危険な手術など、する必要はないのではないのだろうか。

そんな気持ちを、手術の前日、最も好きだった看護師さんにだけ、打ち明けました。しかし、困った彼女は、病室で、身動きすることも出来なくなってしまい、もちろん、返答も出来ず、固まっています。どれくらい、時間が経ったでしょうか。著者は、正気に戻り、硬直した好きな看護師さんの事を、申し訳なくなる思いに苛まれました。

そこで、彼女の返答を待つまでもなく、自分で、診断に間違いはないし、手術は、粛々と行われるべきであると結論付けたのです。そして、その旨を、彼女に伝えると、ようやく、彼女も、相好を崩し、「がんばってくださいね。」と声を発して、去ってゆきました。

著者が、楽天的ではなかったのは、この一瞬だけです。そして、最も好きだった看護師さんの存在が、存在だけで、この彼女まで不安にさせてはいけない！　と、自身の不安も、恐怖も、自ら払拭出来る力となったのです。今もなお、この看護師さんの存在には、感謝してもしきれません。彼女が居なかったら、世紀の大手術への踏ん切りもつけなかったのですから。

この素敵な看護師さんは、まだシャワーもご法度だった術後間もない著者が、シャンプーをお願いした時にも、快く引き受けてくださって、彼女なりのゴッドハンドを披露して下さいました。執刀医に続く、女神のゴッドハンドです。

細やかな指先が奏でるケアの体感は、まるで糸を梳《す》くハープの響きでした。彼女のタッチは、街で髪だけ扱う美容師とは明らかに違います。こわれものを扱うプロのタッチです。楽器を扱う奏者に近い。……再び、手先から溢れる繊細な音色の如きケアが、隔靴掻痒《かっかそうよう》、頭皮の神経に心地よく響きます。彼女のケア後は、その日、床に就くまで、著者の持病であるアトピー性皮膚炎が鳴りを潜めました。他の病院では、絶対不可能と言われた、著者のオペを成功させた名医のゴッドハンドに続き、他の病院では、薬に頼るしかないと言われた、著者のアトピーを治めた女神のゴッドハンド。それは、ハープの音色のようでした。

このように、患者が文学者にもなれる、看護師さんとの疑似恋愛の効果ですが、病棟におけるシャンプーの技法は、その後、彼女から、「術後の頸部安静で、『屈曲も伸展も厳禁!!』って、主治医の指示簿に書かれていましたから。でも、喜んでいただけたようで、洗髪してよかったです。」との回答を頂きました。

▼日　常

しかし、疑似恋愛に興じなくとも、家族以外の異性と会話する日々は、緊張感を持たせてくれて、闘病中、気が紛れるものです。

入院中のある朝、深夜明けの看護師Aさんと歳の話になり、その方が、三五歳を越えているると聞き、とっさに「え〜、二〇代やと思てた。」と、例の〝褒めちぎり〟で、いい空気をつくります。勿論、ほんまに、そう思てたんよと、さらに、畳み掛けて、「いや〜、態度、言動がしっかりしてはるのに、二〇代では、人間関係やり辛いやろなあ、と思てたんよ。」とつなぐ著者。

これは、本当の話で、病棟において、二〇代と三〇代では、立場が真逆になります。著者は、実は三五歳を越えていたAさんと二九歳のライフセーバー（若手主治医）が、処置室で、凄絶なケイタイの奪い合いをしていたのを目撃しています。〝褒めちぎり〟とは、事実に裏打ちされてこそ、より活きます。

二〇代だと言われてご機嫌な三〇代のAさんは、今度は、確かめるように、「じゃあ、Bさんは、いくつに見える？」と聞いて来ました。質問者が三〇代後半と聞かされた上は、みんな三〇代と答えざるを得ません。今更、二〇代に見える看護師さんがいるとは、話に出せなくなったのです。立て続けに、「◇◇さんは？　☆☆さんは？……」と聞かれて、みな、三〇いくつと答えてしまいました。そして、自分だけ二〇代と評価されたAさんは、ご満悦のまま、我が病室を後にしたのです。よかった、よかった。久しぶりに、〝褒めちぎり〟の功を奏すと甘く考えていました。

ところが、その翌朝、深夜明けの看護師Bさんが、いきなり病室にやって来て、「私のこと、（一発で）三二歳って言ったでしょう!!　ひどい!!!」。それでも実年齢より低いはずです。肝は、先日のAさんへの年齢評価との比較でした。Aさんが、後で、話を編集して、「前田さんに、私は、二〇代やと見られたけど、Bさんは、三〇代やって見破ってはったで。」とか、言いふらしたらしいのです。病棟は、おんなの園、怖い怖いです。いまさら、二〇代や思てた（これまた、ほんま）けど、Aさんが〇〇歳やと聞いて、Bさんが……と説明するのも、後づけっぽいので止めました。とうとう、〝褒めちぎり〟の罪が顕《あら》わる瞬間になったのです。

結局、慌てて、「三〇代こそ、レディーでしょう。二〇代なんて、女の子ですよ。」と、フォローするも、「私は、女の子です！」と反論されたので、「二〇代なんて、女性として見れない、僕にとっては、教え子ですよ。」と言えば、「私も、教え子にしてください！」と切り返されました。

以上、なんの話だか、さっぱりわからなく、こんがらがってしまいましたが、こんなややこしい心の内になることが、闘病時には、必要なのです。**こんな事で、冷や汗をかいている間は、がんのことなど、忘れられます。人間とは、目の前のことだけで、精一杯になれるものなのです。特に、異性と関わることでは。**当時、おんなの園であった病棟に、感謝です。

また、異性を眺めている間だけでも、がんのことを考えるうつ病患者より、文学者になれます。SNSに書いた、二〇〇七年一一月一四日 19：02 の日記、一部再録です。

ここなん日か、闇の奥で眼を凝らしていると、
ベテラン（看護師）さんの振る舞いが眼に留まる。

この前、新人さんがプロに進化されたたん、素晴らしきと記したが、

今度は、なかなか言語の思考と似つかぬ　おふたりを評してみる。

ふたりに共通する〝年輪〟は、例えば深夜明けのお疲れが、

アマのヒステリック（米）にあらず、老いたやつれ（日）でもない、アンニュイ（欧）…（笑）

おひとりは、その深夜明け、巡回途中の我が病室。

寝起きで、意味もなく右往左往している俺の検温待ちで、

部屋の壁に寄りかかり、

不幸な生い立ちと仕事の意義を語りはじめられた。

というのも（笑）、

寝惚けた俺が、「なんでこの仕事を?」なんて聞いた手前、

真摯に答えてくださったので、スチャラカ返しもできず、…

お話は、親、恋人、すべての関係が、いまの仕事に結びついているとも取れる。

壁に背を預け、

こんなに即座に、スタイリッシュに、〝吐露〟ってできるんや。

もうひとりは、子連れ（笑）

いや、少年患者が、共演。

不安そうにまとわりつく少年を拒むでもなく、連れて巡回される姿は、映画『グロリア』を彷彿させて、フォトジェニック。

いつものように、おバカな声を掛けがたい。

見蕩《みと》（惚）れてしまえる。

少年と彼女の構図が、網膜に焼（妬）きつくよう。

少年を紹介されたが、やっと出る我が声、「よう！」

少年が退院の時、廊下で右往左往されてた手弱女《たおやめ》の〝動き〟が、素敵だった。

俺は、丁度風呂上りに出くわし、のぼせて見てた。

以上、独りよがりの文章を書いている文学青年は、完全に、がんの苦しみを忘れています。

そして、二〇〇七年一一月一八日、近畿大学 文芸学部 文化学科（現文化・歴史学科）の主任教授（哲学者）から来た、激励メール（ノーカット）です。

「ところで、年甲斐もないこと、特に年齢不相応の恋愛・セックスのことをマジに期待・計画すると、身体・皮膚・毛は若返ることがあるよ。何か試したら……。治りが早くなるかも。〇〇（署名）」

その数日前に、病室まで、見舞いに来て下さった、カリスマ主任教授は、帰りの際、お送りしていった母に、こうおっしゃったそうです。

「奇跡だ、奇跡だ。あの部位のがんなら、みんな死んでいる。」

そして、放射線の影響で、爛れた喉の気切口が閉じず、京都大学医学部附属病院における入院生活も越年した正月、カリスマ主任教授から届いた年賀状には、こう書かれてありました。

「ヒフのハリは……ナンパの努力を！」

5　リハビリは、バラエティ番組

さて、お気づきになった方もいらっしゃるでしょうが、これまで紹介してきた、がんの克服方法の実例は、生放送のテレビ番組みたいな、即興で編み出したものです。入院前から、考えていた方法を実践したわけでは、ありません。それは、社会学者の著者が、長らく、テレビというメディアを専門に研究してきた成果であると思って頂ければ、幸いです。ドリフターズのコントや、ダウンタウンの特番などでも、病院が、しばしば舞台に使われます。病棟でのリハビリは、まさに、テレビ番組に当てはめて、楽しめるのです。

そして、あくまで、患者が主役です。患者を笑わせ、患者が笑って、自己治癒力を高めるよりも、さらに、高みを目指します。それは、患者が、医療スタッフを笑わすのです。もはや、患者に甘んじている場合ではありません。患者はサバイバーです。芸人になって、がんの辛さを忘れるのです。

▽グルメ番組

著者は、病院食が、大好きです。満腹感だけを与えようとする商業主義の外食産業とは無縁の媚びない薄味だからです。ところが、多くの患者さんが、病院食を、味気ないと文句を言って、嫌がります。毎食、残さず、病院食を平らげる著者には、看護師さんたちが、そのワケを、不思議そうに尋ねます。

答えは明快で、著者にとって、病院食は、ご当地グルメなのです。

ベッドの脇の台の上には、家では食べられない、質素だが栄養管理の行き届いたおかずが並びます。多少の違和感があっても、楽しい旅行中なら、喜んで食べられるはずでしょう。入院中の病棟は、旅行先と同じ、非日常の空間なのですから、そこで出された食事は、エスニック料理にも匹敵するご馳走なのだと考えられます。

そして、術後、抗がん剤投与後、放射線照射後、味覚が変わりました。それでも、味覚障害を逆手に取ります。これは、病床のヌーヴェル・キュイジーヌ（新しい料理）なのだと。

著者の病状と治療経過から、まず、マンゴーとオレンジのゼリーが、同じ味になりました。マンゴーとオレンジを掛け合わせて、新果実、〝マレンジ〟の登場だと思えば、楽しい食レポが出来ます。インスタント味のコーヒーゼリーは、ざらつく舌と相まって、食感から、粗挽き珈琲にグレードＵＰしたと評することも出来ます。さらに、葡萄のゼリーは、舌のしびれが、ほろ酔い気分を思い出させて、ワインの夕べを彷彿とさせました。夏の新味、ぞくぞく登場です。食傷気味の同じ味も、自分の味覚で変えてやると思ったものです。著者は、グルメ番組のレポーターになりきり、巡回して来る看護師さんを笑わしてました。

味覚ではありませんが、放射線の当て過ぎで声が枯れた時は、森進一のモノマネをすれば、済むだけの話だと居直りました。すべての看護師さんの巡回が終わるまで、森進一のモノマネだけで、笑いが取れるのです。おいしい身の上です。

そして、これらは、すべて、機能の逆機能化ならぬ、副作用の作用化と呼べるのでした。

▽グルメ番組２

放射線治療で焼け爛れて、縫合しても閉じない気切口に対して、あらゆる手を尽くして下さった、若手主治医のライフセーバーには、本当に感謝しています。

ある日、フィブラストという、噴霧すれば僅かな肉芽でも急成長させられ、あわよくば、気切口を塞いでくれる秘薬を処方してくれました。喉に噴霧するので、味覚にも響きます。いま、読み返すと、あまりの無茶ぶりに苦笑の域を出ませんが、ＳＮＳの日記に綴った、当時のグルメレポートを、一部再録します。ここまで、楽天的に闘病出来るものかと驚きます。

〝フィブラスト〟の効果は明らかに、〝グルメ〟！

タンが、まったり、美味しく、香ばしい色（キケン！）になりました。

だいぶ前の日記で、放射線の影響下、大量に出る嫌〜な感じのタンを、塩味の〝あんかけ〟に使おう！　と、ギャグってたけど、この度は、マジ。

塩辛いだけちゃうねんて！　〝コク〟があんねんてえ‼

ライフセーバーに言うても、因果関係が考えられんと、にべもない。

セカンドオピニオン、当番の、顔文字みたいな顔！　の女医さんに言うても、ハイハイ。

きょう、担当看護師さんへの説明途上、誰も取り合ってくれへんなら、ラブリーな看護師さんと恋仲になり、ディープキスするしかない！　ってな極論まで出た（笑）

言ってるうちにも、タンは、日を追うごとに、うまみが増し、濃厚なソースに仕上がってくる。もう、病院食は、温野菜だけで十分。だって、お肉が発芽するかも。そしたら、メインは〝肉料理〟やん。

シェフのおすすめは、ソースならぬ、タンに絡めて、〝リードボーの患者風〟。秘伝のソースタンは、吸引器のタンクに貯めてある。

期間限定、店閉まいならぬ、穴閉まい。安く、お分けしまっせ！（笑）

ゲロゲロちゃう！ほんま、うまいねんてぇ。

あなたは、闇の奥（病棟）の、ダーティーな〝事実〟の笑い（味）についてこれるか？（笑）

以上、ここまで来ると、テレビ番組というより、カルト・ムービーの世界です。それでも、そこまでしてでも、楽天的にサバイバルしようとした記録としては意義があります。

後日の日記には、頭の良さそうな女医さんに、「痰にコクが出てきた！」と訴えたら、「そんな表現が出来る心身こそ、快癒している証ですね。」と切り返されたとの記述もあります。

▼サンクチュアリ

第一部の終盤に、講演でも、授業でも、話したことのない、ここまでするかという、楽天的闘病論のダークサイドを、公開します。この先は、強靭な精神力を有すると自負出来る、一部のガンマンのみ、ご高覧頂ければ、幸いです。劇薬の処方箋です。気持ちの優しい方は、第二部へ飛んで下さい。ありきたりの闘病論では、サバイバル出来ないという、闘病猛者の方は、参考にしてみて下さい。

テレビ論が専門の社会学者である著者は、苦しいリハビリを罰ゲームだと考えることにしました。喉に気切口を開けていたので、ゼリーしか食べられなかった時期は、診察の度に、気切口からゼリーを吹き出し、若き主治医、ライフセーバーを攻撃していました。

うどんが食べられるようになったら、気切口からうどんを出して、お笑い芸にし、巡回して来る看護師さんからウケを取ることを、日々の密やかな愉しみともしていました。

さらに、病棟で、社会学芸人となった著者には、〝金を稼ぐ患者〟というアイディアが閃いたのです。ただ、現状に手を拱《こまね》いていては、病状もダウンするばかりです。積極的に、治療を娯楽化し、スタッフを笑かす患者を目指す著者は、その地平に、銭出す患者から、銭取る患者へのキャリアアップをシミュレーションしてみたのでした。テレビなら、放送禁止の危険なネタです。

それは、**〝絞められ屋〟**です。

当時、ニュースで話題になっていた、〝殴られ屋〟をヒントに、捩《もじ》ったものです。〝殴られ屋〟とは、一般市民のストレス発散の対象に、殴られ役を引き受け、その代金として、一発なん千円かを頂戴するお仕事として、メディアに紹介されていました。だから、絞められ役を買って出るのです。

しかし、〝絞められ屋〟発想の源流は、著者が大学で行っている障がい者教育にあります。障がい者は、自分にしか出来ない仕事をするのが、サバイバルに繋がるという、独自の教育方針であり、価値観でもあります。著者は、身体障がい者が、無理をして登山をしたり、楽器にチャレンジすることを、根本的な問題解決とは考えていません。だからそれを、メディアが美談として取り上げていても、迷惑な話にしか見えません。いつも、健常者以上に出来ることを探究して欲しいと思うばかりなのです。それすなわち、損なわれた感覚により、相対的に研ぎ澄まされて来た感覚を使って欲しいという意味です。それでこそ、人類における障がい者の存在意義が生まれると考えて来ました。

障がいがあったからこそ、偉業を成し遂げたトップランナーは、宇宙物理学の権威、スティーヴン・ウィリアム・ホーキング博士です。彼は、全身が使えない分、脳にすべての負荷を掛け、宇宙の真理が垣間見えたと言っても過言ではありません。理論武装した彼の佇まいは、動作なしに宇宙が透けて見えるから、美しいのです。

そこまでは出来なくとも、障がい者教育の具体的な成果を挙げておきます。著者のゼミ生で、吃音だが、アファーマティブ・アクション、すなわち障がい者枠では、就職したくないと主張した学生の逸話です。彼は、吃音のため、冗舌でない分、正直にしかしゃべれない、嘘のつけない学生でした。正直さが保証されていれば、消費者に信用、信頼されるセールスマンになれるはずでしょう。そして、吃音のゼミ生は、正直さをアピールして、保険会社に内定しました。これは、著者が、吃りながらセールスに来た保険屋さんを、正直だと信用して契約した実話をゼミ生に話し、彼が自分に置き換えて、面接で話した結果です。嘘のセールスをするかもしれないと疑われる健常者には出来ない存在意義を、吃音の学生は見出せたと言えるでしょう。

以上の、成功体験をもとに、がんからの回復という日陰の著者が思いついた裏仕事が、〝殴られ屋〟ならぬ、〝絞められ屋〟です。

要は、著者の〝気切口〟の位置だと、絞殺されにくいのです。空気が洩れるのを苦にしていた病態を、逆手に取った発想です。首を絞められても、気切口から、呼吸出来るのですから、絞殺したい願望のある犯罪予備軍を顧客にすれば、犯罪抑止につながると考えたのでした。

「いつでも、来い！　鴨川の川沿いで待っている。」と言っては、このネタを披露して、巡回の看護師さんを笑わしました。この話は、実現性が問題ではないのです。ネタです。かつてあった〝殴られ屋〟はストレス解消、著者の〝絞められ屋〟は犯罪抑止で、警察庁長官賞の芽もあると、本気でしゃべって、病棟中を笑わしていました。

また、そんなブラックジョークで、笑ってくれる看護師さんとは、口から入れるのは、何が一番難しいかという話になりました。以下、笑う看護師さんと、ガンマンの掛け合い漫談再録です。

看護師さん「うどんとか麺類でしょう。チュルチュルっと吸うと、気管へ誤飲する可能性が高いから。」

ガンマン「じゃあ、ドジョウとかも？　でも、ドジョウはチョイ呼吸できるから、肺で生きてるかも。」

看護師さん、半笑い。

ガンマン「ほな、次から誤飲しても、肺で、ドジョウが食べてくれるから、もう大丈夫やん。」

看護師さん、爆笑。

ガンマン「そう、最初に活きのいいドジョウを誤飲して、肺に棲まわせたら、後の誤飲は、すべてエサやりになる夢の誤飲生活ですやん。」

これこそが、自己治癒力を高めるために、笑う患者より、さらに一枚上をいく、医療スタッフを、笑わす患者の好例です。これもまた、「素人専門家」(lay expert) とラベリング出来るのではないでしょうか。もちろん、この程度のネタで、笑って下さる、心優しい看護師さんたちに、大感謝です。

しかし、もっと単純な掛け合いもあります。ＳＮＳの日記から、一部再録します。病棟という、本来、緊迫した劇場は、失笑、苦笑を試すのに絶好の条件です。

★入院当初、ルールを破った一幕。

（血糖コントロールしているのに、）
部屋でこっそりメロンパンを食べていた瞬間。

突然来室の師長さん、
「こんにちわ、体調どうですか？」

口いっぱいの著者、

手で、親指立てるサインを……連打。

結果：師長さん、（意味不明のまま）〝苦笑〟。

★術後、ルールを破った一幕。

（指定のゼリーしか許可されていないのに、）
部屋でこっそり、キハチの「カポチャの冷たいポタージュ」を飲んだ瞬間。
突然、喉のガーゼ交換に来たライフセーバー（若手主治医）、
（外したガーゼを見て、）
「あれ？　ゼリーの色と違うなあ」
（急ぎ、気切口からスープ噴出してた）著者曰く。

「今日のラッキーカラーです。」

結果：主治医、（虚を突かれて）〝失笑〟。

以上、再録しても、あまりおもしろくないネタですが、だからこその失笑、苦笑とは、緊張空間を、省エネで乗り切る、ハイテクな、おかしみなのでした。

看護師さん「あれ～、前田さん、血圧計、ここに置いてませんでした～？」

寝起きの著者「俺、食べてませんよ。」

最後は、必ず、ウケる必笑の答え方でした。

病棟で、ウケるシチュエーションは、会話だけに限りません。

病室を離れる時に、巡回の看護師さんに心配を掛けないため、著者は、ベッドサイドに、メモ書きを置いて行きます。

階下のコンビニへ買い物に行く時は、「ローソンに、万引きしに行って来ま～す。」風呂に行ってる時には、「お風呂で、溺れてま～す。助けて～!!」

笑う患者と笑わす患者の差異を際立たせるには、こんなエピソードもありました。深夜の病棟。トイレで、尿をなみなみと注いだ大きなカップ片手に、蓄尿の機械を囲んで三人の患者さんが、順番待ちしていました。著者が、その輪に加わると、あまりに陰気なみなさんが一斉に、こっちを向きます。著者は、思わず、カップをかざして……

「かんぱ～い！」

でも、他の患者さんは、無反応です。そんなノリでは、自己治癒力も、影を潜めて、よくならんぞ、病人諸君!! と思ったものです。

さて、術後暫くの鼻からチューブの経管栄養は、味覚が楽しめません。しかし、悪知恵のある病棟グルメならこうします。勝手に、注入スピードを速めることで、〝喉ごし〟感だけは、爽快に楽しめます。水分補給は、フリー・ハンドなので、夏は、冷蔵庫でキンキンに冷やした、ミネラル・ウォーターを、キューッとハイ・スピードで流し込めば、たまらない〝喉ごし〟を体感出来ました。流動食になっても、一気飲みしたら、看護師さんが驚いてくれるものですから、毎回、一気飲みの速さが加速して、最後に、吐いて、オチになりました。もちろん、命にかかわる処置ですから、サバイバルとは言えません。決してマネをしてはいけません。ごめんなさい。

患者が笑えるようになったら、それは、回復への確かな第一歩です。しかし、より快復するには、その先に、生き抜く方法、生き残る方法を、自ら編み出し、方法論を構築してゆきたいものです。そして、そのメソッドで、病棟をリードしてゆきたいものです。

医療スタッフが、患者をマイナスの身体からゼロの健常体へ引き戻す力には、畏敬の念を禁じ得ません。患者の著者には、決して出来ない工程です。しかし、続いて、人間をゼロからプラスへ引き上げる、〝娯楽化〟の工程なら、ご陽気な社会学芸人の著者にも、担えるのではないかと考えたわけです。それには、患者〈を〉笑わすのではなく、患者〈が〉笑わす姿勢を取ることが、闘病のファイティングポーズに繋がると想定しました。患者が、笑うだけの受身になっていては、克服や乗り越えるといった能動的な工程が見えません。笑わすという、攻めの姿勢を取れなければ、重篤な病苦など撃破出来ないと考えていたのです。

ですから、病気をネタにすることも厭いませんでした。患者が、自ら笑わす側に回れば、病態を自己相対化することになり、苦悩も遠ざかるはずです。もちろん、患者によっては、荷が重過ぎて、自虐する事態に陥ってしまうと、否定的な意見も耳にしました。しかし、ユーモアやウィットという良識のある生ぬるい笑いでは、ステージ4に近い重篤ながんに対する爆発的な治癒力は、望めないと考えたのが著者の生き方です。危険な爆笑に賭けた、劇的な自己治療は、万人に通用するものではありません。ただし、患者自らが放つブラックな笑い、秘儀が病棟でウケる様こそ、著者には、ユートピアでした。著者は、万病に対して、延命措置より、リスク込みのドラスティックな外科手術や、総攻撃の療法併用を志向するのです。

改めて確認しますが、そのような荒療治を、万人が求めることは望みません。嫌悪の情を抱く者まで、巻き込めません。それは、著者が、いくら有料でも個室を希望した理由のひとつです。そこで、自分だけの世界観を体現するサンクチュアリを維持していたのです。末期がん患者には、消極的なホスピスがあるのと同じく、望む者あれば、積極的な精神の高揚を目指すホスピスが、あってもいいではありませんか。能天気になれる著者のようなタイプには、エネルギッシュな後者の方が、サバイバル出来ると直観出来ます。そして、ブラックジョークのような暗黒面へ向かう気概があった時点で、その病人には、生命力があるとも言えます。だからこそ、当時、著者は、虚勢を張り抜き、勝ち抜き、生き抜く「素人専門家」(lay expert) になれたのだと自負していました。

▽おはよう！　こどもショー

天衣無縫な子どもの頃は、みんな、「素人専門家」(lay expert) になれた、なれる可能性があったように省悟《せいご》します。

病棟で、ローラーが付いている点滴棒は、蹴って走れば、キックボードに早変わりです。病棟中を走り回れば、当然、注意されて、鬼ごっこがはじまります。

著者が、昔、入院していた時は、子どもの患者に流行させて、みんなでレースをしたりして、怒られていました。おかげで、点滴を嫌がる子どもがいなくなったものです。そうです、二五年前、大学院生だった著者は、先天的な奇形である左小耳症の形成手術のために入院していた病棟で、点滴棒を駆《か》って、縦横無尽に疾走していました。片足を滑車の台に置き、もう片足で地を蹴り、手は、握りやすいハンドル付の棒を選びます。滑車にもこだわり、最も滑りのイイ、ホイール付きの棒を勝手にチョイスします。そして後日、病棟で点滴棒レースの開催を目論みます。

ことの始まりは、同室の中学生が、はじめての入院でヘコみっ放し、点滴ひとつで、「イヤイヤ」とゴネるばかりの処置なしの状態で、見かねた著者が、点滴は、スケボーより強し！と伝授したことでした。そして、ふたりで、廊下をスイスイ滑る姿が見られることになります。当時、入院していた診療科は、中高生も多くて、〝点滴棒でスイスイ〟は、一気に大流行しました。必要がないのに、点滴を希望する子どもまで現れる始末です。あの中学生も、病気なんか、そっちのけで、著者より速く、走ることに専心します。そして、レースを企画しました。結局、ドクター・ストップで開催は幻に終わりましたが、病棟のムードは一変して、廊下はアメ村のような文化の香りを醸したものです。

そして、二五年前のその病棟も、同じ京都大学医学部附属病院でした。逆境を逆手に取る、娯楽化思想の原点です。医学部を目指すと言ってた中学生の彼は、いま頃、著者より先にすべてを超克して、患者の苦しみが分かるいい医者になっていると信じています。でも、点滴棒をおもちゃにしてはいけません。夢想するに止めておきましょう。ごめんなさい。

▼歌うガンマン

さて、下咽頭がんでは、声のリハビリを、ノリのいい言語聴覚士さんに用意してもらったカラオケで、巡回して来る看護師さんに、愛のバラードを歌うなど、病棟は、バラエティ番組を収録しているテレビスタジオの様相を帯びていました。好きなタイプの看護師さんが、病室にやって来ると、世良公則の『あんたのバラード』を熱唱するし、既婚の看護師さんには、甲斐バンドの『HERO（ヒーローになる時、それは今）』を歌い上げて、不死身ぶりをアピールしていました。下咽頭がんの患者が、熱唱地獄に酔いしれる姿に、呆然とする看護師さんたちの姿が、いまでも、目に浮かびます。

前日までに、著者のリクエスト曲を聞いてカラオケを用意して下さった、お茶目でキュートな言語聴覚士さん、本当に、ありがとうございました。貴女のおかげで、テレビ的なリハビリが、成功したのです。

これらが、本来テレビ論を専門とする社会学者が、がん患者となって、入院治療を受けている状況下における、サバイバル術なのです。

そして、退院直前に〆《しめ》たSNSの日記抜粋です。

■タイトル：闇の奥　始末記。
〔二〇〇八年二月一八日 01：00〕
〝闇の奥〟とは、ジョセフ・コンラッドの小説。
聞くところによると（笑）
無垢な地に赴いた思索家？　が、民心を絡め取り、理想の帝国を築かんとする寓話。
看護実習生、最終日二／一五。
今回、四日間、朝八：三〇から、午後三時まで、ず～と一緒に暮らしてた（笑）
しまいにゃあ、この娘、買いもん行こう、外出しよう、と言い出す始末。
同棲してるんやないんやから（笑）。でも、なんか懐かし。

しかし！　わが日記の肝！

病院はテーマパークで、すべての治療はアトラクション‼　と捉える〝楽観〟は伝授した。

そして、わたしも、いよいよ、明日！

闇の奥を出て、陽のあたる場所へ帰る。

思い返せば、
……ここには、嫌いなひとが、ひとりも居なかった！　不思議な時空。（わたしを嫌いなひとは、
幾人も居ただろうが。）
陽のあたる場所では、考えられない。

そして、この俺に、〝生〟と〝善〟も、悪くないなあ（笑）と思わせ触れさせてくれた。

……人生最高の感謝に、言葉を出したくもならない。
最高に好きな女に出会ったとき、愛してるって言えなくなる瞬間と同じ。
すなわち、いままでに使ったことある言葉では、礼を尽くせぬ、礼を欠く。
だから、多分、わたしは変な顔ひとつで去ってゆく。

我に返ると、
ナースも、ドクターも、スタッフみんなが、クラスメートみたいで、転校する気分。

ＳＮＳの日記という失われぬアナザーワールドへ誘（いざな）ってくれた、マリアさまのような看護師さんに感謝!!

以上、日記とは、読み返してみると、気持ち悪いものです。しかし、ライフヒストリーを語る上では、思い出すための大切な資料ですから、随時、堪えられる範囲内で、コラージュ致しました。

その中でも、最後の章、著者が退院直前に、看護学校の実習生を担当することになったのは、見識のある看護師長さんの配慮だったと思います。著者は、東京時代、国立大蔵病院附属看護助産学校で、『社会学』を教えておりました。ですから、看護実習生とのコミュニケーションは、入院生活ほぼ一年というブランクで鈍った授業感を取り戻すことの出来る最良のきっかけになったのです。

おわりに

こんな闘病論は、誰にもマネ出来ないと思われる方も、多いでしょう。しかし、著者も、誰かをマネて、闘病したわけではありません。自ら、サバイバルの道を切り拓き、闘病論を構築したのです。患者の数だけ、闘病論を築くことが出来れば、世に蔓延する病は、恐れをなして、後退してくれるでしょう。その際、タダの闘病論ではなく、楽天的闘病論を構築することを、おススメします。楽しくなければ、病魔には、勝てません。

▼提　案

京都大学医学部附属病院というお堅い施設で、声のリハビリは、カラオケで！　と言語聴覚士さんも巻き込んでの盛り上がりは、闘病論の最後を締めくくるのに相応しい楽天的な展開でした。

病院をテーマパークにするなら、要イベントスペースです。「歌の上手い下咽頭がん患者」の著者の夢は、病棟内にスタジオを造って、インターネットTVでも、闘病者のメッセージを発信し続け、患者や家族の励みにすることです。TV出演も、患者の生きがいになるはずです。

出演が決まったら、収録日までは、生きる。放送が決まったら、放送日まで、生きる。放送されて、反響があり、味を占めたら、次の出演まで、生きながらえるのです。メディアは、サバイバルの架け橋になるのです。

▽お願い

著者は、退院後、転移、再発をチェックするため、年に一度は、全身がん検診のPET検査を受けています。お陰様で、ゴッドハンドによる奇跡の手術が成功して以降、一度も、転移も再発も、見られません。

PET検査は、がんの罹患経験者は、保険が利きますが、**健常者なら、一〇万円以上かかる高額な検査です**。そして、高額だからと、受けられない国民が、多過ぎます。しかし、それでは、いつかは、必ずがん化する細胞を抱えた人類は、サバイバル出来ません。

自分の身体の安全に関わる問題です。**マイカーの車検に、一〇万円掛けるのを良しとす**

るならば、自分の身体に、一〇万円掛けることに躊躇している場合ではないでしょう。

▼反　省

そして、著者は、教壇復帰後、大学での「闘病論」講義終了後、学生アンケートを取ってみました。結果、「わたしも、がんになりたい！」という回答が、多数表われました。闘病論でも、ウケれば、サクセス・ストーリーに聞こえてしまいます。その点では、ブラックジョークに過ぎた後段は、いくら極限でのサバイバルとはいえ、悪影響を及ぼす危険性があったのかもしれません。

次世代が、病や苦難に直面した時に、本書に示された〝我が闘病〟を思い出して、勇気を持ってくれることが、本望でした。しかし、楽しく超病出来るから、病気になりたいと思われては、本末転倒です。楽天的闘病論の伝え方にも、配慮が要ることを知りました。そのためにも、がんになった原因である、アルコール依存症の克服を記した、第二部が、重要なのです。真のサバイバル道です。

現在の「楽天的闘病論」授業は、がんとアルコール依存症の因果関係も含めた二本立てで行っています。結果、現在は、依存症になりたいとも、がんになりたいとも、軽口を叩く学生は、現れていません。

以上、最後に、今後の課題を挙げておきました。

付記

第一部は、SNSに書き連ねていた日記（二〇〇七年五月一七日—二〇〇八年二月一九日）を資料に用いた、著者の口頭発表（以下）を叩き台に、加筆・修正した内容です。

関西社会学会第六〇回大会一般研究報告（二〇〇九年五月二四日、於：京都大学）
社会福祉・医療部会
演題「楽観的『闘病論』構築のためのエスキス——がん治療一〇カ月に及ぶ入院経験のフィールドワークから——」
前田益尚（近畿大学）
http://www.ksac.jp/docs/conf60program.pdf

精神的な病を超えて

第二部

アル中！ ワンウェイ・ロード!!

——アルコール健康障害対策基本法の成立を受けて——

第一部をご高覧頂いた後、第二部に入る前に、注釈を加えておく事実があります。著者が、下咽頭がんになった主な原因は、アルコールの異常摂取にあります。第一部のライフヒストリーの中でも、無意識に、酒の弊害であったことを感じていたのかもしれません。しかし、明確な自覚はなく、がん治療のため、入院していた一〇カ月間は、楽天的な闘病生活を送っており、アルコール抜きでも、平気でした。ただし、がん治療を終えて、退院したら、即、連続飲酒であったことも事実です。

第二部において述べて参りますが、近年、アルコールの影響を学び、自身が、アルコール摂取により発生する有毒物質、アセトアルデヒドを分解する酵素を持ち合わせていない体質であることを知りました。それにより、現在では、ステージ4に近い下咽頭がんの主たる原因は、アルコールの過剰摂取によるものであると確信するに至っております。

よって、読み手の皆様には、第二部をご高覧頂いた後に、再び、第一部を振り返って頂き、心身のバランスの取れた健康対策に留意されることを願います。

はじめに

二〇一三年一二月、「アルコール健康障害対策基本法」（以下、アル法とも記す）が、国会で成立致しました。アル法は、行政に、アルコールによる国民の健康被害への対策を指示する法律ですが、具体策が実行されるのは、これからです。だからこそ、当事者すべての立場から、問題点と解決策を提案しておく必要があるのです。

厚生労働省が、表向きに示しているアルコール依存症患者（以降、通称として適切な場合は、アル中とも記す）数は、およそ一〇九万人（二〇一三年）に過ぎません。対して、ギャンブル依存症患者は、約五三六万人（二〇一四年）とされています。しかし、周りを見渡しても、表向きの患者数には、納得出来ない方が多いでしょう。

それは、「酒は、百薬の長」というような方便が、病的なイメージを隠している世間体もあります。しかし、**「酒は百薬の長」というフレーズには、なんの根拠もありません。**

語感から受けるイメージで、中国の故事かと思われがちですが、**実は、昔、中国の為政者が、酒税をたくさん取るために、考え付いたキャッチコピーに過ぎなかったという説が有力です。**平賀源内が、うなぎを売るために、土用の丑という、なんの根拠もないコピーを考え付いたのと同相です。

そこで、著者＝酒害者本人の回復↓成長↓自立というライフヒストリーに照らしながら、隠された、潜在的な患者も含めて、アルコール依存症患者が、断酒に繋がるような社会基盤づくりのヒントを探究して参ります。

社会学者である著者自身が、アルコール依存症患者であるという表裏一体の事実は、入院、通院、自助グループ回りという参与観察における直観の信憑性を高めてくれることでしょう。

著者が、自身のアルコール依存症を認めて、治療に繋がり、**大学を休職して**社会復帰するまでの一区切りを、二〇一三年一二月二五日から、二〇一五年三月三一日までとします。その参与観察の要件とデータは、以下の通りです。

《期間》（または、回数）
（一）入院：二〇一三年一二月二五日―二〇一四年三月二三日。（九〇日間）
場所：いわくら病院。
（二）（退院後の）通院：二〇一四年三月二四日―二〇一五年三月三一日。（おおよそ、週一回）場所：安東医院。★院内「アルコール講座」への参加、四七回。
（三）自助グループ（断酒会、ＡＡ、他）参加：二〇一四年一月一四日―二〇一五年三月三一日。（のべ、三三〇回以上）

代表的な自助グループの内実は、当事者組織のサイトをご参照下さい。

■断酒会（全日本断酒連盟）
http://www.dansyu-renmei.or.jp
■ＡＡ（アルコホーリクス・アノニマス）
http://aajapan.org

以上の期間内における病院並びに自助グループへの参与観察の成果を、後に述べる学会で発表したのです。

この間、参与観察がスムーズに実行出来た背景には、随伴性マネジメントと呼ばれる、スタンプ集めに類するシステムがあります。著者の場合、例会やミーティングの出席証を集めることが、仮面ライダーカードを収集していた子どもの頃と同相の報酬となり、難なく、参与観察の継続が出来ました。

アルコール依存症は、厄介な病気です。身体的な疾病、例えば骨折なら、レントゲン写真を見たら、一〇人の医師は一〇人とも、同じ診断を下すでしょう。また、著者が乗り越えたがんも、生体検査でがん細胞が見つかれば、どんな医師でも、がんだと診断します。

しかし、精神疾患の場合、診察した一〇人の医師が、一〇人とも同じ診断を下すとは限りません。アルコール依存症などは、嗜好と嗜癖の客観的な境界線があるわけではなく、医師によっては、病気と診断するのか、意見が分かれることもあるでしょう。

だからこそ、患者自身の自覚と行動が、サバイバルには必要なのです。生き残るために、自身を、どう捉えたら良いのか。そして、生き抜くためには、どのように行動すれば良いのか。

なお、第二部においても、資料として、著者が同時代に書き連ねて来たＳＮＳ（ソーシャル・ネットワーキング・サービス）における日記を適宜引用します。

1　ザ・ロード・トウ・依存

アルコール依存症の治療スタートは、自身の体験を掘り起こして、振り返り、反省することです。入院中の治療や院内例会でも、退院後の自助グループにおける語りの場でも、先ず、自身がアルコールに溺れた契機を見つめ直します。

▼家父長制の悪夢

著者の場合、幼少期から思春期にかけての家庭環境に、ひとつ、火の元が見出せました。地元の名士、大津赤十字病院の初代精神神経科部長であった今は亡き父から受けたＤＶ（ドメスティック・バイオレンス）により、委縮した人格が形成された事実に端を発します。

子供の頃から、ミスをすると、殴る蹴るの暴力で罰を受け、中学に進む頃には、中間試験や期末試験で成績が悪いと、血が出るまで殴られました。

当時の父の言い分は、こうです。

「私は、一〇〇点満点の仕事をして、一〇〇点満点の給料を貰っているのだから、その金で飯を食うなら、おまえは、自分の仕事である勉強で、一〇〇点を取って、当たり前だ。それが出来ないなら、我が家の飯は食うな。」

そして、どんな試験でも、九〇点を切ると、血が出るまで殴られました。もちろん、今考えると、勉強をしない息子を、なんとか教育しようとする親心もあったのだと振り返れます。しかし、当時は、著者の心を、恐怖が支配する事態になっていたに過ぎません。結果、授業で先生に指名されても、もし、間違った答えを言って、それが父に伝わると、血が出るまで殴られると想像してしまいます。そして、恐怖のあまり、何も言えない人格のまま、思春期を成長することになるのでした。

これでは、いけない。世の中における、自分の存在意義がなくなる。そう思って、精神科医の父から、物理的な距離を取る策を考えます。そして、自分は、マスコミ志望なので、当時、情報発信の中心地であった東京へ出るしか道は拓けない。そう、両親を説得して、高校卒業と同時に、上京しました。

大学進学を機に、完全なるひとり暮らしになるも、恐怖というものは、物理的、地理的な距離など飛び越えて、心を支配しています。父の幻影に囚われたまま大学で授業を受けても、先生から当てられると、やはり、自分の考えなど、怖くてしゃべれないままの自分がいました。

そこで、出会ったのが、お酒です。

大学のコンパでお酒を飲むと、それまで、言いたくても言えなかった自分の考えや意見が、次々と、口をついて出て来ました。お酒に出会って、父の恐怖が消え、ようやく、委縮した人格が、解放されたのです。

酒の勢いで、父の呪縛から一気に解き放たれ、それまで表現出来なかったアイディアを、遠慮なく発信し続け出したら、止まりません。飲み続けていれば、貯め込んでいた発想が、湯水のように湧き出て来ます。そして、それが、他者に認められ、社会的な評価に繋がってゆきました。そう思えば思うほど、飲み続けて、大学院まで進学し、社会学者になったのです。

つまり、酒の勢いを借りて、はじめて、社会において、存在意義のある自分が確立したと言えるのです。ここまでの経緯は、「自己治療仮説」(Self-medication hypothesis) という言葉で説明出来るプロセスです。

自己治療とは、身体に傷を負った時、軽傷なら病院には行かず、近所の薬屋で、消毒薬を買って済ませるようなサバイバルを指します。**心に傷を負った時には、精神科病院の門を叩かず、コンビニで買ったビールを煽って、気を紛らわせるような対処**を意味します。著者の場合、酒に頼らず、病院へ行くといっても、心の傷の元凶である父が、精神科医だったので、選択肢は限られます。結果、著者は、心の傷を自力で治そうとして、残された選択肢であるアルコールを摂取したとも説明出来ます。それは、アルコール依存症が、快楽を貪る果てになる病だという世間様の〝偏見〟を刷新するケースであったとも言えるでしょう。もちろん、著者も、快楽を貪るために、酒を飲むこともありました。しかし、アルコール依存症にまでなる要因は、千差万別あることを示唆しておきます。

そして、飲酒により、委縮した人格が解放された著者は、この段階で、アルコールをコントロール出来ていれば、サクセス・ストーリーだったのかもしれません。しかし、恐ろしいことに、**アルコール依存症は、進行性の病です。もはや、自分の意志では、制御不能になっていました。**飲むより、呑むという漢字が、ぴったりの呑み方が、心身ともに確立してしまっていたのです。**それは、脳のコントロール障害です。**自分の意志では、どうにもならない病気に侵されてしまったのです。この段階では、「対抗過程理論」（opponent process theory）と言われるように、得られる快楽が減少しても、一旦身についた嗜癖は、止まりません。思考で解釈する以前に、右脳が指示して、アルコールに手を付けるのです（参考／Gazzaniga, 2011：邦訳、pp.96-129）。意志が弱い、根性が無いという、世間様が持つ、アルコール依存症患者に対する〝誤解〟も、実は、自己責任を問えない脳の病気だったと分かれば、根本的な解決に向けて、研究が進むでしょう。

▼呑めない体質の悪夢

ここで、第一部のがんに繋がる重大な問題を記述しておく必要があります。著者は、元々、お酒が飲める体質ではなかったのです。少しでも、アルコールが入ると真っ赤な顔になる下戸でした。それは、アルコールにより作られるアセトアルデヒドという有害物質を分解する酵素を持ち合わせていない体質であることを意味します。それを知ったのは、アルコール依存症と診断され、それを受け入れて、入院していたいわくら病院や、通院していた安東医院で、学習してからでした。

それを知るまで、著者は、亡き父のＤＶによって、心に刻まれたトラウマを解放するために、また、世間に認められるアイディアの発想を促すために、無理にでも、酒を呑み続けていたのです。飲まなければ、言いたいことが言えない、飲めば、言いたいことが言える酒癖が付いたら、止まりません。結果、体内で、分解されずに蓄積された有害物質が、後のステージ4に近い重篤な下咽頭がんを引き起こすことになりました。そして、本書の第一部にあるように、原因を知らない著者は、一端のガンマン、闘病家を気取っていたのです。

以降、恐るべきがんを引き起こす原因だとも知らずに、呑み上がる経緯を続けます。

▼禁断のキャンパス

アルコールは合法的な飲料であるのと同時に、著者は、近畿大学の教壇に立って、所属する文芸学部の研究対象である文豪や芸術家の中に、たくさんのアル中（敢えて、通称）を見出すことが出来ました。よって、勝手な良い解釈により、依存症に突き進むことに、なんの抵抗もありませんでした。

映画『昼下がりの情事』で、オードリー・ヘップバーンが、ゲーリー・クーパーに向かって、架空の男性遍歴を吹聴するシーンがあります。出て来る名うての男たちは、世界の学者に、ベルギーの銀行家、スペインの闘牛士等々、煌星の如き肩書きの最後は、なんと、オランダのアル中でした。アルコール依存症患者は、ヘップバーンのお相手になれる肩書きなのだと意を強くしたものです。

結果、アル中独特の《万能感》が、炸裂しました。時効になっている事例を検証します。三五歳時分は、新任講師にもかかわらず、サングラスで、登校し続け、夏は、派手なTシャツ姿でした。とうとう、担当部長さんに呼び出される始末です。ところが、反省するどころか、その部長さんに、噛み付きました。近畿大学の部長といえば、何部長でも、新任講師から見れば、全盛期の自民党幹事長くらい、おっかない存在です。

その部長さんから、「前田先生。先生なんですから、学生と同じような格好をして来ないでください。」と一喝されても、すぐに反論します。

「ちょっと待ってください。学生は、生まれて、せいぜい、二〇年くらいでしょう。わたしは、三五年も、こんな格好をしているんですよ。同じ格好をするなと言うなら、学生に、前田先生と同じ格好をするなと言うのが、筋でしょう。」

いま、考えても、怖いくらいの屁理屈です。反省しております……

さらに、当時、自分の研究室は、治外法権だとばかりに、やりたい放題です。毎週、〝焼きゼミ〟と称して、焼肉パーティーを開催。ドアから、廊下に、もくもく煙が出ても、知らんぷりでした。こちらも、とうとう、担当部長さんに呼び出されます。こればかりは、言い訳出来ないと思いきや、アル中は、万能です。ここでも、屁理屈を捏《こ》ね倒します。部長さん曰く。

「前田研究室は、メディア論がご専門のゼミでしょう。なんで、毎週、焼肉なんか、やってるんですか⁉」

「ちょっと、待ってください。人類は、生物界で、唯一、食べ物を加熱調理する存在です。その手段が、この研究室にある、このホットプレートなんです。だから、このホットプレートこそが、焼きメディアです。そして、それを駆使するのは、れっきとしたメディア論の探究です。」

日頃、学生たちへは、礼儀作法の教育として、ルール以前に、マナーがあるのが文明人の弁《わきま》えだと説いてる社会学者の著者でした。当時の担当部長さまへの非礼には、心より、お詫び申し上げます。

そして、学内での狼藉が許されなくなると、放課後、ゼミ生たちと、行きつけの居酒屋で、酒池肉林です。三〇代は、著者も独身で、新任の一時期、大学近くのワンルームマンションに住んでいました。当然、ゼミ生たち（三年以上なので、全員二〇歳以上）の溜まり場になります。居酒屋から、我が家で朝まで、酒盛り。朝一時間目があるゼミ生は、ほとんど、我が家に泊まっていました。

ところが、朝になると、肝心の著者が、酔い潰れて起きられません。ゼミ生に起こされても、「今日の一時間目は、休講にしよう。」と平気で、サボろうとする始末です。ゼミ生にすると、反面教師とはよく言いますが、なんと、ゼミ生が、教員である著者に、説教を始めるのです。

「先生、僕たちは、学費を払っている立場だから、サボっても、自己責任で済みます。でも、先生は、お給料を貰っている立場なんですから、授業をしなきゃ、ダメです。」

結果、ゼミ生におんぶされて、大教室まで、行くことも度々ありました。そして、最悪の時は、講義の最中に、用意されたゴミ箱に吐く始末です。受講生たちは、ドン引きしていましたが、「これこそが、演劇空間における異化効果だ。」と、屁理屈を捏ねて、講義を続けるアル中だったのです。しまいには、学生たちへ、「吐いた数だけ、大人になれる。」と、わけのわからない訓辞を垂れていました。

勝手な大学人としての思い上がりです。自由を履き違えた狼藉を、今は、反省しております。

アル中の経済学

独身だった当時は、宵越しの金を持たないのが持論でした。バブルが過ぎて以降、日本人は、貯蓄をするから、景気が良くならないんだと講義でも解説していたのを記憶しています。だから、自分は、給料の大半を、ゼミ生との飲み食いに費やしているのだと自慢していました。ですから、月末になり、行きつけの居酒屋では給料が使い切れなくなると、タクシーを飛ばして、梅田のヒルトンホテルまで行き、高級しゃぶしゃぶでゼミ生たちと、飲めや歌えの乱痴気騒ぎが恒例でした。独身だからといって、教育者としては、あるまじき行為だったと反省しております。

当時は、それもこれも、古き良き時代の大学における教員と学生の理想的な寺子屋みたいな世界観の再現だと、自惚れていたのです。

学生の溜まり場となっていることが周囲に発覚して、とうとう、近所のマンション暮らしが禁止され、実家から通うようになります。そうなると、今度は、学生たちとたらふく呑んだ後、必ず、タクシーで、大津の家まで二万円近く掛けて帰っていました。そして、最近、そのことを思い出させるエピソードが、タクシーの車中でありました。以下、運転手さんとの会話を再現します。

復職してからは、大学への出講日は、京都駅から、高速バスで布施まで行き、急ぐ時は、そこから、タクシーで近畿大学東門まで向かいます。先日、布施からのタクシーの運転手さんが、ボヤきました。

「あの高速バスが出来てから、布施から京都まで、タクシーで行くお客さんがおらんようになった。」

「いや、元々、東大阪から京都まで、タクシーで行くひとなんて、いないでしょう。」と、著者。

するとー

「いや、以前は、京都どころか！（滋賀県の）大津まで行く、〝伝説のお客さん〟が、いはって！有名やったんやでえ。そのお客さんに当たったら、宝くじに当たったみたいなもんや！でも、ワシは、一回も！大津まで行く伝説のお客さんに、当たったことがない。」

「ようやく、当たりましたよ。それ、わたしです（笑）」

「でも、高速バスのせいで、タクシーに乗らなくなったんじゃなく……当時は、アル中だったので、酩酊していて、タクシーでしか帰れなかったんです。」

運転手さん、無言になる。

▽結婚詐欺

独身貴族だった著者の酒害は、結婚後も変わりませんでした。

二〇〇九年、中学校の同窓会で再会し、二〇一〇年三月に結婚した妻にも、新婚早々、寂しい思いをさせていました。今考えると、アル中は、結婚詐欺です。

著者は、イコールパートナーであるべき、愛する妻に頼るより、酒に頼って部屋に引き籠っていました。妻が、ひとり寂しく、手料理を作ってくれても、ろくに手を付けず、部屋に籠って、酒に頼り切っていました。酒さえあれば、なんとかなるというアル中独特の妄想です。妻には、本当に申し訳なかったと反省しています。

そして、アル中末期の症状に至るまでには、下咽頭がんの治療で、弱っている嚥下機能にも関わらず、アルコールを煽《あお》ることで、さらに、喉を弱らせ、窒息を繰り返す始末でした。その都度、妻は、ハイムリック法や人工呼吸で、急場を凌いでくれました。最終局面では、妻が親元へ帰っている間に、焼き肉の肉片を喉に詰まらせ心肺停止に陥り、救急車で運ばれ、二四時間の低体温療法で、命は繋ぎとめたものの、脳へのダメージは不可避で、社会復帰出来る確率は、一割以下と宣告されました。それでも、翌々日には意識が回復し、一〇日後に退院したら、その日から、隠れて、酒を呑んでいました。ここでも、酒さえ呑めば、なんとかなるというアル中ならではの狂った思考回路が見受けられます。

そんな夫を見放さずに、浜大津のまつだ医院、安東医院、いわくら病院と、自分で調べて、著者を繋げて、回復への道筋を付けてくれたのが、妻でした。心から、感謝しております。この病は、家族の正しい導きがなければ、致命傷になりかねません。そして、アルコール依存症のまま、家庭を築くのは、結婚詐欺だということを自戒しましょう。

▽デカダンス

そんな破天荒な酒も、末期には、教壇で倒れるどころか、大学にも辿り着けず、家のベッドからも起き上がれずに、〝呑む、吐く、漏らす〟のアル中三拍子でした。それでも、呑んだら、なんとかなると思うのが、依存症の思考です。トイレまで行けないのに、酒を買うという動機のみに突き動かされて、なんと、近所の酒の量販店までは、歩いて行けるのでした。でも、結局、家族に見つかったり、見つからずに、酒を手に入れたとしても、〝呑む、吐く、漏らす〟のアル中三拍子で、どうにも動けません。教壇など、遥か彼方です。

そして、入院して内科治療を受けても、酒が抜けると退院して、同じことの繰り返し、家族にも大学にも迷惑を掛けても、また、呑んだらなんとかなる、アルコールの力で体勢を立て直して、教壇に辿り着けると信じて疑わないのが、アルコール依存症の思考回路なのでした。

2 ザ・ロード・トゥ・回復

著者は、父の強権による抑圧で、子供の頃から不器用で小心者でした。黒板には、綺麗に文字が書けず、人前で、話をするにも震えて上手く話せない。それにもかかわらず、人一倍、虚栄心が強いナルシストだとは自覚していました。そんな二律背反のやっかいな青年が、一枚岩の大人になれたのは、アルコールの力によるものです。酒を飲めば、手は震えず、大勢の前でも堂々と自説を述べることが出来たのです。

しかし、著者は、そこで終わることなく、果てしない夢を抱きます。それは、酒の力を借りてでも、世の中を変える学者になるということでした。もちろん、そんな事は無理な相談で、酒を煽って、奇異な学会発表を重ね、酒の勢いであれ、斬新な学術論文を書き、最高学府である大学の教員になれたのは、ありがたいことです。合法的とはいえ、そんな、酒を煽らなければ、学会発表も、学術論文も書けなかった社会学者の著者が、とうとう、身体を壊して、アルコール専門病棟のあるいわくら病院に入院するハメになりました。自業自得です。

ここからは、これまで、陶酔の果てにしか、人生を拓けなかった著者が、とうとう、進退極まり、なにより大切な家族に背中を押されて、やっと、アルコール専門病棟のある京都のいわくら病院に入院してから体験するサバイバルの物語、言ってみれば、文系なのにマッドサイエンティストのライフヒストリーです。謙虚な姿勢になるまでは、ほど遠い行程でした。

我々は、現代社会において、仕事上や、近所付き合いなど、肩書き、体裁などのペルソナ（仮面）をかぶってコミュニケーションを紡ぎ、生活をしています。

それが、アルコール依存症と診断されて、病院に放り込まれた途端、ペルソナなしのアナザーワールドに出くわすことになります。その病棟で繰り広げられるのは、地位も名誉も関係なく、剥き身の人間たちが織り成す世界観です。それは、社会学者の著者にとって、学問上の大発見でした。それを叶えてくれたアルコール依存症という、自らの身の上には、少し感謝します。これ以上の参与観察は出来ないのですから。

出会い、きっかけ、チャンス

いわくら病院で、観察室に三泊四日拘束された後、離脱症状もないと診断されて、一般病棟に移されてから、ようやく、入院生活らしきものがはじまりました。

そして、一般病棟で、向かいのベッドにいらっしゃった御仁が、著者を円滑に、断酒の道へと誘ってくれたのです。少しだけ年上の彼は、著者が、依存症を恐れず、「離脱症状の幻覚ほど、楽しいものはなかった。」と強弁すると、付き添ってくれていた妻もいる前で、「そうそう、離脱は、おもろいやんなあ。」と、共鳴してくれました。そんなファンキーな彼は、その後、自助グループ回りでも、著者をリードしてくれる存在になったのです。

アルコールが切れた時、依存症患者に起きる離脱には、様々な症状があります。幻聴、幻覚は言うに及ばず、振戦（手の震え）、発汗などが、代表的な症状です。中でも、幻覚は、家族にも見えないものが見えるので、恐ろしい問題のはずです。著者が、予備知識で聞かされていた幻覚とは、悪魔に襲われたり、虫が群れを成して攻めてくるなど、怖い幻覚の話ばかりでした。ただ、精神科医の父から、精神異常でも、幻覚は軽症、幻聴になると重症だと聞かされた記憶はありました。

そして、元々、ホラー映画が大好きな著者が、実際に離脱症状で見た幻覚は、ファンタジーばかりです。革命軍の一員になり、クーデターを企み、手に汗握るカーチェイスに巻き込まれたり、異次元の家族と交流を深めるために、イケメン兄弟とアカペラグループを結成したりと映画なんか見るより、よっぽどリアルで、楽しい幻想体験でした。心配してくれる愛妻の前でも、シーツに、お経のような文字が見えて、堂々と読み上げてみせたり、点滴棒の下の滑車に、アカンベーをしている小人の顔が見えたり、まるで、『千と千尋の神隠し』を体現するような幻覚だったのです。その体験の後、著者には、世に出た名だたるファンタジー映画が、離脱症状で見られた幻覚の映像化ではないかと考えるようになったほどです。

そんな楽しいだけの離脱症状に共鳴してくれる患者さんが、同室であったことが、アルコール依存症を、前向きに克服しようと思えた、最初の大きな切欠《きっかけ》です。

▼はじめての謝罪

そして、著者は、新しい人生をはじめるに当たり、教育者として、最も大切にすべき教え子たちに、共有していたSNSの日記で、これまでの経緯を説明して、素直に、謝罪しました。その全文が、以下の通りです。

■病状のご報告

（二〇一四年二月二六日 01：02）

ゼミ生をはじめ、親愛なるみなさまへ

この度は、度重なるご心配と、多大なるご迷惑をお掛け致しまして、本当に、ごめんなさい。
報告が遅れたことも、重ねてお詫びします。

現在入院中で、電子通信機器の使用が制限されております。
本日、治療の一環として、実家への外泊が許されたので、ＰＣに向かっています。

わたしは、下咽頭がんの後遺症が、長期に亘り、誤嚥性肺炎を頻発し、
幾度となく窒息するも一命をとりとめました。

しかし、一一月初旬からは、うつ状態の心神耗弱に陥り、
体重も、五〇kgから、四〇kgに減ってしまいました。

ベッドからは起き上がれなくなり、糖尿病性ケトアシドーシスまで引き起こし、一二月一一日、こちらも、瀕死のまま、救急車で、大津日赤へ運ばれました。

その後、一二月二五日、内科の応急措置が一段落して、精神病棟のある京都のいわくら病院へ転院致しました。

以前、○○教授も嘆いていらっしゃいましたが、がん専門医は、病巣さえ取り除けば、後遺症には、ノー・タッチです。

わたしの場合、例えば、放射線治療で、唾液が出なくなり、睡眠時、口がカラカラになって、一時間も連続して眠れない状態が、七年も続いています。

人工唾液も効果なく、眠りを得るため、アルコール性障害まで引き起こしました。

現在は、精神病棟で、抗うつ剤が処方され、心神耗弱を脱する三カ月プログラムに入っております。

いわくら病院での入院治療は、三月いっぱい掛かります。
来る卒業式にも出られず、四年生には、思い出を残せなくて、本当に、ごめんなさい。

さらに主治医から、

「退院後、四月からの職場復帰は、また状態が悪い方に戻るリスクが大き過ぎる。
通院治療して経過観察し、最低でも半年、出来れば一年の休職、根本治療を。」

と、強く勧められました。

この病気は、退院後、二年で、死亡率一三％、五年で、三〇％、一〇年で、五〇％。（自殺も含む）。
胃がんや、大腸がんより、高い死亡率です。

しかし、そのリスクは、一年間の継続した根本治療に向かうことにより、大幅に軽減されるようです。

そこで、わたしの担当授業は、来年度、すべて代行を立てて頂くこととなり、
現三年ゼミ生は、文化学科の他のゼミに振り分けられることになります。

本当に、ごめんなさい。

愛すべき！　ゼミ生諸君には、ひたすら、お詫びするしかありません。

ＰＣを開けてみて、たくさんのメールや、メッセージに、感激しました。

こちらも、一方通行のままで、ごめんなさい。

通信が許される限り、徐々に返信してゆきます。いましばらく、お待ちくださいね。

四月に退院したら、ＳＮＳも、メールも、解禁されますので、ゼミは担当できなくとも、
わたしには、ゼミ生は、ゼミ生。今後、わたしで良ければ、どんな相談にも乗りますよ。

不死身論第二章の幕開けとなりますように。

以上の日記に対して、多くの学生たちから、温かい励ましのコメントがありました。しかし、その時点で、著者は、闘病開始の構えを取っただけにしか過ぎません。改めて、読み返してみると、アルコール依存症という病には、正面から向き合っていません。

酒のない新世界

精神科病院に対して持たれる先入観で多いのは、監視や管理体制の下、監獄のようなイメージでしょう。しかし、いわくら病院のアルコール病棟では、病院を収容所のイメージで捉えて批判したI・イリイチが謳う脱病院化社会（1975）の理想に近く、患者に、病院外での自助グループ参加を促してくれます。

そして、著者も、アルコール依存症患者にならなければ、一生知ることのなかった、断酒会や、ＡＡ（Alcoholics Anonymous）といった断酒のテーマパークで、数々のアトラクションを乗りこなすことになるのです。これは、ふざけているのではありません。本書の第一部で、がんを乗り越えた時同様、なにより、楽しく思わなければ、断酒など続かないと考えるのが、臨床社会学者、闘病家としての著者が抱くサバイバル法でした。

断酒会の例会や、ＡＡのミーティングの内容は、場所により異なり、繰り広げられる世界観もテイストも違うので、気に入った所には、何度でもリピートしたくなります。もちろん、入院中も、退院してからでも、出入り自由のフリーパスです。そこでは、断酒が、病的ながらもエンターテインメントとして遂行出来る可能性を秘めているのです。

具体的にいうと、例会やミーティングで、出迎えてくれる人物像です。はじめて出会う、そのキャラクターたちは、八百万の神々のように見えました。入院患者が、当初、二の足を踏んでしまう自助グループ回りも、出会う人々を擬人化すれば、怖くはありません。例えば、断酒会には、任侠映画に出て来そうなコワモテもいるし、例会場が、太秦映画村みたいだと思えなくもないです。そして、そのコワモテが、俺の酒が呑めんのか！　ではなく、酒を呑むな！　と凄むのですから、そのギャップは、とてもおもしろい。また、ＡＡでは、基本的に本名のフルネームは名乗らず、愛称で呼び合う慣習があるので、日本人なのに、童話の主人公みたいな名前を名乗っているひともいます。それは、まさに、ミッキーやドナルドのディズニーランドにも擬えられます。そして、みんな、離脱症状の幻覚より、真面なファンタジーだと思えば、はじめての院内生でもリラックスして、自らの酒害体験を話せるでしょう。

もちろん、実際に、自助グループ回りをしてみたら、普通のおっさん、おばはんやないかと思われるかもしれません。要は、ものの見方なのです。世の中に、最初から楽しいものなどありません。ＵＳＪだって、ひとりで行ったって、楽しめないひとの方が、多いでしょう。しかし、恋人同士の初デートなら、近所の見慣れた公園でも、楽しさ、百倍になります。参加者の気の持ちようで、楽しめるか、楽しめないかが決まるのです。つまり、著者の場合、いわくら入院中の気が合う仲間たちとの、自助グループ回りが、楽しさ倍増となって、結果、出会うアル中みんなが、愉快なキャラクターに見えて来たのです。

そんなサブカルチャー体験を通して、社会学者の著者には、何が見出せたのでしょうか。断酒会や、ＡＡで赤裸々に語られる酒害体験は、飾ることのない、素直で率直な言説です。そして、それらは、陽のあたる現代社会で演じられて来た表向きの言説とは、一線を画す真実の断片だということです。そこに、現代社会で問題となるような争いや、格差はありません。その多くが、合法的なアルコール依存症患者の織り成す無垢な社会では、平和裡に解消されていたのです。

こんな社会学史上の大発見は、著者が退院直後に開催される、春の関西社会学会ででも、真っ先に発表したいと思ったほどです。しかし、自助グループでは、言いっぱなし、聞きっぱなしが、真実を引き出すための暗黙のルールです。例会やミーティングの内容は、秘めたる研究成果として、著者の胸の内にとどめておくことにしました。ただし、例会やミーティングの《意義》は、社会復帰の後、学会発表致しました。

結論のひとつは、組織化された断酒会、柔構造のＡＡという高度な断酒社会を渡り歩きながら、著者が、一滴の酒も飲まずに、断酒の方法論を研究し続けているという現実です。

このように、大見得を切れる著者は幸せです。ひとり飲み続けて、教壇で果てることを天命だと嘯《うそぶ》いて来た著者です。しかし、それが叶うどころか、自宅ベッドで、〝飲む、吐く、漏らす〟のアル中三拍子が揃って、断末魔の様相。それを、いつも尻拭いをしてくれたのは、愛する妻でした。そして、その妻が、愚図る当時四九歳の赤ちゃん（著者）を、とうとう、力ずくで抱え上げ、いわくら病院まで運んでくれたから、現在、再び、ペンを持つ仕事に戻れるようになったのです。感謝しています。

頭を冷やして退院後は、アルコール依存症について学ぶことに余念がありません。二〇一五年九月一〇日、京都府のアルコール依存症セミナーで、専門病院の研究熱心な院長先生がおっしゃっていたのですが、アルコール依存症患者は、逆説的に、意志が強い存在です。なぜなら、あんなに身体に悪い、酒を止めなければ死ぬぞと言っても、決して呑むのを止めないからです。現実は、前述したように、自分の意志では、どうにもならない脳の病気なので、皮肉な言い方でもありました。しかし、**脳が確固として、酒を止めさせないのなら、いざ、止めると脳が決めたら、断固として、酒は止められる可能性もある**と言えるでしょう。そして、著者は仮説を立てました。アルコール依存症を克服するには、**依存の回路に、断酒の回路を上書きする**のです。

断酒会でも、断酒猛者のおひとり（著者の地元、大津の小中学校の大先輩）が、心配する著者の家族に、こうおっしゃって下さいました。

「心配せんでも、こいつは、好きで、酒呑みよったんやから、止めるんなら、好きで止めよるよ。」

ありがたいお言葉です。確かに、嫌いなことは絶対にしない著者は、好きなことしかしないで生きて来ました。だから、好きなことなら、とことんやります。そして、それが、サバイバルの秘訣でしょう。この先は、断酒が好きになるライフヒストリーです。

▼名医のいない病

本書の第一部で述べたように、著者は、二〇〇七年、ステージ４に近い、重篤な下咽頭がんと診断され、京都大学医学部附属病院で、一年近くの入院生活を余儀なくされ、手術、抗がん剤、放射線の三点セット治療を受けました。

がんは、名医を見つけるまでが、勝負でしたが、声帯を残して、患部だけを切除する天才外科医、ゴッドハンドと出会ってからは、自分で努力する余地は無くなります。そして、治療を丸投げして、《受動的》な医療プロセスを過ごすだけで、生還出来ました。結果、現在まで、転移、再発もなく、安寧に過ごしております。そういう意味では、楽でした。

対して、アルコール依存症は、妻が最初に地元で繋げてくれた浜大津まつだ医院から、いわくら病院、安東医院で、それぞれに名医と出会っても、治療を丸投げしていては、回復は見込めません。自らの努力で、自助グループ回りをして、過去を反省し、掘り下げ、研鑽を積まなければ、断酒は続けられないのです。そのような、患者自身に、《能動的》なアプローチが求められるという意味では、険しい道のりです。しかし、著者は、自らを極論社会学者と謳っていた輩でしたから、《能動的》なアプローチを全うするのが、ライフワークとなり、現在に至っております。

そして、依存症固有の回復法を、ナビゲートして下さっているのが、現主治医でもあります、安東医院の副院長、若先生でした。

振り返ると、二〇一三年末には、既に、どうにもならない連続飲酒で、天職であると強弁して来た教壇に立つどころか、自宅のベッドからも起き上がれなくなり、〝飲む、吐く、漏らす〟のアル中三拍子が揃う末期症状でした。事ここに至り、否認し続けて来た、アルコール依存症を認めざるを得なくなってしまった著者に対して、若先生は、一にも二にも、いわくら病院での、三カ月入院治療プログラムを指示されました。結果、守るべき愛妻に付き添われて、入院した時の心中は、《絶望》です。

著者の本業は、近畿大学文芸学部准教授です。卒業を間近に控えた、前田研究室のゼミ生たちを放り投げる形になってしまった事態は、教育者として、万死に値します。学生たちの、著者に対する失望も、計り知れません。築き上げてきた、信頼や信用が、無に帰した瞬間でした。

しかし、いわくら病院に入院中、依存症から回復する《手段》として、自助グループ回りという習慣を身に着けます。そして、著者も、アルコール依存症患者にならなければ、一生知ることのなかった、断酒のテーマパーク（断酒会、ＡＡ）で、数々のアトラクション（例会、ミーティング）を体験（発表）するのでした。

そんなサブカルチャーを通して、改めて、社会学者である著者には、見えたものがあります。例会や、ミーティングとは、**老いも若きも、社長であろうが、社員であろうが、先生であろうが、生徒であろうが、上下関係が無く、アルコール依存症患者としては、皆平等だという共同体**です。実際に、著者は、自助グループ回りをしていて、アル中にならなければ知り合うこともなかったであろう、心優しいヤクザさんたちと、何人も友だちになれました。そして、皆さん、お酒を呑んでいなければ、本当に紳士だということも、わかりました。社会学者としては、貴重な体験であり、財産です。また、語られる体験発表にも、貴賤《きせん》はなく、〝言いっぱなし、聞きっぱなし〟という不文律が、論争を生みません。著者は、自らも所属する各種学会の発表の場で、喧々諤々《けんけんがくがく》の論争の果てに、誰も意見を変えないという不毛地帯に慣れ過ぎていました。自助グループにおいては、体験談に始まり、体験談に終わります。言い争いもないので、それだけで、共鳴出来たり、穏やかな気持ちになれる《言論空間》（体験発表の場）なのです。

現代、争いの絶えない格差社会の水面下に、こんなにも、争いなき、格差もない理想的なパラレルワールド、《言論空間》が存在していたことは、本当に、研究上の私的な大発見でした。回復志向のアルコール依存症患者まで、白い目で見る〝世間様〟の方が、よっぽど好戦的で差別主義的なスタンスだと分かります。

▽復活の狼煙

著者は、いわくら病院で、主治医である新進の先生に諭されて腹を括り、奉職する近畿大学に、アルコール依存症から回復のためという診断書を提出して、一年間、休職させて頂きました。新進の先生は、皇族の寛仁親王が、アルコール依存症であることをお認めになり、カミングアウトされたので、末期は、公務の酒席を外されて、少しでも延命出来たと説明して下さいました。これには、国粋社会学者の著者も、納得したのです。そして、もし、アル中であることを隠して、復職していれば、再び、隠れて酒を呑むだろうと想像しました。ここは、潔く、病を認めて公言し、退路を断って、断酒の道を邁進するしか、生き残る道はないことを自覚したのでした。新進の先生が、国粋社会学者の心理を擽《くすぐ》る説得をして下さったことに、感謝致します。**アルコール依存症が、完治することはないのです。また、再び、飲める日は来ないのです。**

そして、この時、復職が叶った暁に、公約通り、上記のような、《言論空間》の存在意義を、学会発表し、依存症患者への誤解や偏見を解く一助とすると誓いました。

退院後も、復職までの休職中、安東医院の例会や、アルコール講座に出席するのはもちろんのこと、それと並行して、当時所属していた滋賀県断酒同友会（現在は、東大阪断酒会へ移籍）、京都府断酒平安会の各支部、また、ＡＡ（Alcoholics Anonymous）という自助グループにも、なるべく広範に、足繁く出席しました。

さらに、復職後の駆け込み寺を確保するために、断酒会の水戸黄門さま（当時、近畿ブロック長）にご紹介頂いて、近畿大学のエリアにある、紳士・淑女が集う東大阪断酒会に、ご挨拶に上がりました。社会復帰が叶い、大学で、心折れる事態に遭遇しても、行きつけの居酒屋へ駆け込むのではなく、セーフティーネットとして、近くの例会やミーティングに参加するためです。こうして、著者は、〈安東→いわくら→断酒会、ＡＡ〉という、生活圏における、回復の王道を歩むのです。

退院後、安東医院の診察は、診察室に患者というより、大学の安東研究室に、学生の前田が学びに伺う様相を呈していました。そこで、主治医、若先生から頂いた訓示です。

何かをやり続けることも大変ですが、何かをやめ続けることは、もっと大変なのです。

若先生には、ネット利用の重要性を説かれ、著者も、それに呼応するようにして、学生も読んでくれていたＳＮＳ（ソーシャル・ネットワーキング・サービス）の日記に、改めて、自身が、アルコール依存症であることを、カミングアウトします。

前田研究室のゼミ生たちに、自分の酒が、常軌を逸した呑み方であったことを説明し、そのために、年度半ばに倒れて、入院した経緯を綴りました。その結果、ゼミ生たち、みんなに多大なる迷惑を掛け、本当に申し訳ございませんでした。と、素直に詫びたのです。そして退院後は、回復の《手段》として、自助グループ回りの習慣を体得し、真摯に実践していると書き続けました。具体的に、○月○日、断酒会○○支部。△月△日、断酒会△△支部。□月□日、断酒会□□支部。……と、日記を書き綴ったのです。するとそれを読んだ学生達から、チラホラとですが、応援のメッセージが届くようになりました。一度は、完全に失ったであろう信頼や、信用が、少しずつではありますが、回復して来た瞬間です。

以下、SNSにおいて、学生たちに向けた現況報告の日記から抜粋です。

■断酒社会論構築のためのエスキス（1）
（二〇一四年四月一三日 23：12）

①老いも若きも、上下なく、②社長も社員も、アルコール依存症患者という一点で！　平等な、格差なき、断酒社会。

①〈年齢〉と②〈属性〉に加え、そこで語られる酒害体験の③〈内容〉には、争いなき、理想社会の片鱗が見受けられる。

我々、社会学者が、学会で発表をする場合、直後に、質疑応答の時間が設けられ、高名な学者や、大学教授などから、批判や批評が飛び交う。

つまり、「おまえが言ってることは、間違ってる！」、「俺の方が、正しい‼」といった、言い争いや、論争は不可避なのである。

ところが、断酒会やＡＡにおける体験発表には、〝言いっぱなし〟、〝聞きっぱなし〟、という不文律があり、他者が口を挟むことは、厳禁である。

そんなサンクチュアリ（聖域）は、極論社会学者、小生のユートピア（楽園）。

思う存分、持論「高度断酒社会論」を吠える‼

退院後、これまでの断酒ロ〜ド。

二〇一四年

三月二五日：断酒会　大津支部　入会。

http://shigadansyu.com

二八日：安東医院　院内例会。（体験発表）
二九日：断酒会　西山支部　体験発表。
三一日：断酒会　東山支部　体験発表。
四月一日：安東医院　アルコール講座。
一日：断酒会　大津支部　体験発表。
二日：断酒会　平安会昼例会　体験発表。
三日：断酒会　瀬田支部　体験発表。
四日：断酒会　野洲昼例会　体験発表。
四日：断酒会　左京支部　三五周年記念例会。
六日：滋賀県断酒同友会本部例会。（体験発表）
八日：安東医院　アルコール講座。
八日：断酒会　大津支部　体験発表。
一〇日：断酒会　壬生支部　体験発表。
一一日：断酒会　野洲昼例会　体験発表。
一二日：断酒会　醍醐支部　体験発表。

これからの断酒ロ〜ド予定。

四月一四日：安東医院　グループ・ミーティング。
一四日：断酒会　草津支部　体験発表。
一五日：安東医院　アルコール講座。
一五日：断酒会　大津支部　体験発表。
一七日：断酒会　山科支部　体験発表。
一八日：断酒会　野洲昼例会　体験発表。
一八日：断酒会　高島支部　一三周年記念例会。
一九日：安東医院　月例会。（体験発表）
一九日：断酒会　西陣支部　三〇周年記念例会。
二〇日：いわくら病院おたぎ会（OB会）入会。
二一日：安東医院　グループ・ミーティング。
二一日：断酒会　田辺支部　体験発表。
二二日：安東医院　アルコール講座。
二二日：断酒会　大津支部　体験発表。

二三日：断酒会　信楽支部　二四周年記念例会。
二四日：断酒会　洛北支部　体験発表。
二五日：断酒会　野洲昼例会　体験発表。
二七日：ＡＡ唐崎　ミーティング。
二八日：安東医院　グループ・ミーティング。
二八日：断酒会　右京支部　体験発表。
二九日：断酒会　北山支部　体験発表。
……

最終目標は、来春、第六六回関西社会学会における学会発表「高度断酒社会論」。なんせ、断酒会の会員数は、関東ブロック一九八三名に対して、近畿ブロック二四四二名で！西高東低（平成二一年三月三一日現在）。まさに、関西が、カウンター・カルチャー!!

以上の日記を読んだ学生、つまり、著者が入院中に、卒業してしまっていたゼミ生から、メールがありました。自分が社会人になって、毎日毎日、新しい仕事に直面して、くじけそうになっているとの内容からはじまるメールです。学生時代は、前田先生と呑みながら、禅問答のようなメディア時評を繰り返しているだけで、楽しかったと綴ってあります。そして、先生がどうしているか心配になり、ネット上の日記にアクセスしてみると、先生が、依存症から回復するために、毎日毎日、自助グループへ行ってはる日記に出会えたと。断酒会やAAって、なんかわからへんけど、自分も、毎日毎日、新しい仕事でくじけそうになっていたところ、先生も、毎日毎日、頑張ってはるのが分かって、励みになると、メールは結んでありました。

いわくら病院に運び込まれた時、学生たちからの信頼や信用は、完全に失い、もはや、取り返せることはないと諦めていました。しかし、ひとりでも、ふたりでも、著者の自助グループ回りが、社会人になったゼミ生たちの励みになるのなら、自分の存在意義はあるのだと、生きがいを取り戻せた瞬間が、学生たちからのメールだったのです。

これを機に、社会復帰、教壇復帰への意欲が漲り、サバイバルも軌道に乗ります。もちろん、自助グループ回り、そして、肝心の断酒にも拍車が掛かりました。

アルコール依存症という、社会的にも、理解されにくい、辛い病も、信頼できる主治医の下、正直に、認めて、回復の《手段》（著者には、断酒会、AA）**を見出し、素直に、その《手**

段》を励行してゆけば、身体も、信用も、回復するのです。

▽サバイバル集団

著者が、回復の《手段》として見出した自助グループは、生き残るためにある相互扶助のコミュニティです。前述の日記にある、退院後、直ちに、滋賀県断酒同友会 大津支部（現在は、東大阪断酒会 布施西支部へ移籍）に入会した日には、いわくら病院入院時に、毎日例会で回っていた京都府断酒平安会の仲間たちが何人も大津支部に来て、出迎えて下さいました。退院間近に回った平安会の各支部では、著者が退院して、地元の大津支部に入会したら退院祝いに行くと、何人もの方に言われていましたが、まったく信用していませんでした。著者は、近代合理主義の権化のような考え方を持つ社会学者です。人間関係とは、利害調整によって成り立つものであり、それでこそ、効率の良い経済が推進され、社会が発展するのだと信じてきました。何の利害関係もない仲間のために一肌脱ぐなどという映画やドラマのような絆が、精神病患者同士にあるなどとは、とても考えられなかったのです。しかし、著者が退院して、大津支部の例会に出向くと、馴れ親しんだ断酒会の面々がお揃いで、約束通りに出迎えて下さったのです。大袈裟なようですが、目の前に、新しい《世界観》が広がった瞬間でした。

　そこにあるのは、**老いも若きも**、**上下なく**、**社長であろうが**、**社員であろうが**、**先生も生徒も**、**アルコール依存症患者という一点で**、**平等な**、**格差なき**、**断酒社会です**。さらに、①年齢と、②属性に加え、**そこで語られる酒害体験の**、③**内容には**、〝**言いっぱなし**〟、〝**聞きっぱなし**〟**という**、**争いなき**《**言論空間**》**が担保されています**。まさに、理想社会の片鱗が見受けられるのです。つまり、自助グループにおいては、市場規範（罰）ではなく、社会規範（絆）により、断酒が守られているのでした。

　そして、そこには、**利害関係が無いからこそ**、**裏切れないという自助グループの効用**が見て取れます。逆に考えると、**もしも**、**契約関係があったなら**、**裏切っても**、**弁償すれば済んでしまいます**。しかし、友情や愛情といった類の結びつきは、裏切れません。自助グループ回りとは、そこで出会う仲間と親友のような関係を紡ぐことになるのです。

　このような、見返りを求めない、理想的なコミュニティは、平時には存在しないものと考えられて来ました。万が一、見つけられるとしたら、災害時、緊急避難的に、そして、生き残るために、短期間にのみ、醸成された集団です。

　自然災害に見舞われた時、人類が、危機管理のために作り出すコミュニティは、以下のように、定義されています。

「危険や喪失、欠乏を広く共有することで、生き抜いた者たちの間に親密な第一次的グループへの連帯感が生まれ、それが社会的孤立を乗り越えさせ、親しいコミュニケーションや表現への経路を提供し、物理的また心理的な援助と安心感の大きな源となる。」（災害学の父チャールズ・フリッツの言葉。Solnit, 2009：邦訳、p.155）

呑んでいた時は、友だちも居なかった著者に出来た自助グループの仲間たちは、災害時のような有事の際だけの繋がりではありません。いわくら病院を退院してすぐに、大津支部に入会した時に、出迎えて下さった、京都府断酒平安会の仲間たちは、その後も、入れ代わり立ち代わり、県境を超えて、大津支部の例会に来て下さいました。もちろん、著者も、それに呼応して、自ずと、平安会の各支部へと足が進みます。いわくら病院入院時は、京都府断酒平安会 壬生支部など、断酒虎の穴と恐れられており、初心者には、二の足を踏むコワモテの巣窟でした。しかし、俺の酒が呑めんのか！ではなく、酒を呑むな！と言われるだけです。断酒道を極めるには、いや、断酒道から逸れそうになった時にこそ、定期的に、断酒虎の穴と呼ばれるような支部へ出向き、コワモテを拝顔するのも、身が引き締まるものなのです。こうして、休職している一年間を無為に過ごさず、自然と、のべ三三〇回以上の例会、ミーティング回りを行い、結果として、断酒が板に付いたのです。

▼新たなる希望

現在、復職が叶い、所属する大津支部（現在は、東大阪断酒会 布施西支部へ移籍）の例会に間に合うのが精一杯で、他支部へ回るのが困難な著者ですが、休職中の例会回りが功を奏して、滋賀、京都、大阪の断酒会から、コワモテを含む仲間たちが定期的に、大津支部に来て下さり、喝を入れて頂いています。ありがたいことです。

自助グループ回りで、たくさんの仲間が出来た著者には、呑んでいた時、本当に、友達がいませんでした。数年前に、結婚した時の披露パーティでは、社交的な新婦の側に、溢れんばかりの友人がいて、孤独な新郎である著者の友人席は、盟友がたったのふたりでした。それが、自助グループに参加することにより、著者にも、溢れんばかりの仲間が出来たのです。そして、ようやく、普通の社会的な人間になれたことを知る社会学者の著者でした。でも、まだ、謙虚な姿勢には、ほど遠い行程です。

依存症克服のライフヒストリーの中でも、自助グループに参加することによって、学生たちからの、信用、信頼回復への足掛かりも掴めたこの時期に、身体の回復は、確固たるものになりました。

次章とは、時間が相前後致しますが、回復には、アルコール依存症患者本人の回復だけではなく、家族の回復が、重要なテーマになります。酒害者をケアして、時には、自分を犠牲にしてまで、患者を支える家族は、患者本人が、回復したと言っても、安心出来ません。二度と、酒に手を出さない人物に成長した姿を見届けない限り、安心して、元の生活には戻れないのです。

この時期、ソプラノ歌手の愛妻は、著者の自助グループ回りに帯同してくれるだけではなく、本業を活かして、積極的に参加してくれていました。例えば、慧眼の奈良県断酒連合会からオファーを頂き、二〇一四年九月一四日に、断酒会近畿ブロック奈良大会において、『全断連の歌』を、家族の立場から、オペラティックヴォイスで歌う栄誉を賜りました。このような、家族の協力は、著者には、何よりも誇らしく、また、断酒道を確実なものにしてくれ、二度と引き返せない道として固めてくれました。感謝しています。

そして、著者自身は、来年度の教壇復帰への手続きがはじまり、不安に苛まれていた時期、二〇一四年一一月一四日に、断酒会の現人神と謳われる池田市断酒会の会長さんを訪ねて参りました。

例会でお会いした会長は、開口一番、「ワシは、今日も、しっかり、仕事をしてから、例会へ来た。」と、おっしゃいました。びっくりです。御年、七〇を優に超えた身空で、キッチリ仕事をなさって、自助グループに参加されている現実は、復職を控える著者には、大きな希望となりました。さらに、会長は、「ワシは、洋服のかけつぎという、もはや、自分しか出来ない仕事をしている。」と、おっしゃりました。アル中でも、回復して、社会復帰すれば、誇り高き仕事が出来るのだと、さらに、大いなる勇気を頂きました。やはり、自助グループ回りには、反省の上に、希望もあるものです。

成功体験は、発展途上の依存症患者には酷だから控えろという意見もあります。しかし、著者には、池田市断酒会の会長さんから聞かされた誇り高きお仕事の逸話が、何よりも希望になりました。そして、現在、著者の社会復帰と成功体験にも、希望をもらったとおっしゃって下さる依存症患者さんがいらっしゃいます。これは、前向きの連鎖です。

▼祝・断酒一年

断酒後一年というのは、サバイバルの過程で、意義のあることです。

ＡＡでは、断酒した当日から、ちょうど一年で、記念のブロンズメダルが授与されますし、断酒会では、入会後一年で、表彰状が授与されます。著者の場合、断酒したのが、二〇一三年一二月一一日、救急車で、大津赤十字病院に運ばれた日からですので、二〇一四年のその日を過ぎた一二月一四日のＡＡミーティングで、記念ブロンズメダルを頂きました。また、断酒会に入会したのは、二〇一四年四月一日ですから、二〇一五年の四月に、断酒一年表彰を受けました。因みに、ＡＡのメダルの効用ですが、著者の場合、例えば、自販機を前に、酒を買う衝動に駆られた時、小銭入れを開けて見れば、そのメダルが現れ、歯止めになるのです。

いずれにしても、断酒一年が、大切だという意義は、一年前を振り返っても、**その日も断酒しているからです**。例えば、ある日、酒の誘惑に駆られたとしましょう。では、一年前のその日は、何をしていたか、思い出せば、その日は呑んでいないのです。例会かミーティングに行っていたかもしれません。そして、**一年前の今日は呑んでいなかったのだから、今日も呑まずにいられると、謙虚に思い直せるのです**。だから、断酒一年は、重要なのです。少なくとも、著者にとっては、重要でした。一年前の自分を思い出して、確実に呑んでいなかったと振り返ることが出来るようになるのが、断酒一年なのでした。アルコール依存症が、完治することはないのです。また、再び、飲める日は来ないのです。

そして、社会復帰した時の心得です。

二〇一五年四月一日、大学への復職が叶った著者は、自身の研究室がある棟へ入るとすぐ、一階にある文芸学部の事務部に向かいます。入室すると、休職して、多大なるご迷惑をお掛けした事務の方々に、お詫びと謝罪の言葉が、自然と出て参りました。

「長い間、ご迷惑をお掛けして、本当に、申し訳ございませんでした。お陰様で、本日より、復職させて頂きます。二度と、ご迷惑をお掛けしないよう、教員の本分である授業に邁進して参りますので、何卒よろしくお願い致します。」

続いて、自分の研究室がある六階へ上がり、所属する文化・歴史学科の先生方の研究室を、すべて訪ねて、同じように、お詫びと謝罪の言葉を述べました。午後には、復職の辞令交付を受けに、学部長室へ向かい、謝罪と反省の弁を述べました。その後も、他学科の先生方に会う度に、ひたすら謙虚に、謝罪をします。その過程で、心から、謙虚に、謝罪と反省の弁を述べたのは、酒の入っていないこの時が、社会人になって、はじめてだったと気が付くのです。

しかし、アルコール依存症患者の多くは、我が強く自意識過剰ですから、復職した途端に、職場の同僚からは、白い目が向けられていると勘違いして、それが痛いほど気になります。著者の場合も、本当は周囲に助けられており、実は誰も白い目など向けていなくても、被害妄想で過剰に反応していました。

そんな過敏な精神状態で、社会復帰を乗り越えるには、仕事にもよりますが、目の前の顧客だけに集中するというのも一策です。著者の場合、一時期、目の前の学生だけに集中して、被害妄想を払拭しました。そして、呑まずに仕事をして、実績を重ねてゆけば、少しずつ、支えてもらっている周りの皆様に感謝出来る人として、成長するはずです。

そして、著者は、二〇一五年一二月一三日のＡＡミーティングで、断酒二年目の記念ブロンズメダルを頂き、二〇一六年四月に、滋賀県断酒同友会で、断酒二年の表彰を受けます。

3 ザ・ロード・トゥ・成長

身体の回復だけで、終わらせてはならないのが、アルコール依存症を克服する鍵です。アルコール依存症が、完治することはないのです。また、再び、飲める日は来ないのです。

▼落とし穴に、気をつけろ！

この時期、【身体】の《回復》は、また飲めることを意味するとして、再飲酒する仲間を、たくさん見て来ました。

著者の場合は、新幹線の車中が鬼門です。二〇一四年五月二五日、退院間もない日ですが、「アルコール健康障害対策基本法推進の集い in 東京」出席のため、東京まで、新幹線で行きました。行きは緊張していて、飲酒欲求など湧く暇もなかったのですが、帰りの新幹線で、斜め前の座席のサラリーマンが、車内販売の生ビールを美味そうに飲んでいるのを見た時の心中を日記に書いています。飲酒欲求を通り越して、美味そうに飲む姿に殺意を覚えたと、その日の日記に綴っています。そして、その後、新幹線には乗っていません。他にも、関西人のソウルフード、餃子の王将も、鬼門です。特に、夏場は、餃子やチャーハンで、美味そうに、生ビールのジョッキを飲む客の姿に、引きずられそうになりました。だから、王将では、すべてのメニューをテイクアウトにして、家に帰ってから頂きます。

また、冠婚葬祭や、お付き合いの酒席で、勧められたお酒を断るのに苦労しては、断り切れずに失敗したり、不安を抱えている患者は多いのです。

そこで、著者は、職場に、アルコール依存症の診断書を提出したことを逆手に取って、今後一切、嫌な酒席には出ないと決めました。医師の診断書があるのですから、正々堂々と、酒の席での不本意なお付き合いはしないで済むとポジティヴに考えるのです。それより、仕事が終われば、自助グループの意義のある例会やミーティングに出ようと考えました。社会学者としての著者は、大津市の自殺対策連絡協議会でも、自殺は、無理に抑止しようとするより、明日も出たいと思わせる、楽しい例会やミーティングを演出することが、生を長らえる導きになると提言して参りました。例えば、断酒会 大津支部の例会で、著者が司会をした時は、ショーパブの店員みたいに、発表者をキャラ付けして、呼び出しました。みなさん、苦笑しながらも、楽しい夕べを過ごし、また、楽しみにしてくれればという思いからです。

そして、改めて、アルコール依存症から立ち直ったとされる、《回復》のイメージを考えてみると、呑む前の元に戻った状態を指すだけです。依存症の克服とは、《回復》すれば良いというものではありません。心身に分けて考えてみると、明白になります。

最初に、【身体】は、《回復》する必要がありますが、見えない【精神】が、《回復》する状態とは、呑む前の状態にリセット出来た（また、飲める）と、脳が、勝手に解釈してしまう危険性があるのです。そして、再飲酒してしまうのが、冒頭に挙げた仲間たちです。

ですから、【精神】は、《回復》するだけではいけません。《成長》する必要があるというのが、通院している精神科病院、安東医院における、アルコール講座に参加し続けて、探究し、得られた知見です。

▽成長の証《あかし》

アルコール依存症を克服した患者の家庭は、健常者の家庭よりも、家族への暴力、暴言が少ない環境になったという興味深いデータがあります（関井、二〇〇五）。一般家庭、アル中家庭、断酒後家庭、それら三家族の多くのサンプルを調査して、比較した結果です。それによると、アル中家庭に、暴力、暴言が多いのは当然ですが、断酒後の家庭は、一般家庭よりも、暴力も、暴言も少なく、無害な環境になったというデータが示されています。つまり、《成長》したアルコール依存症患者とは、健常者よりも、温厚で穏便になり、〝世間様〟よりも、〝紳士・淑女〟になれる可能性があるのです。もちろん、あくまで可能性で、すべての断酒した患者が、暴力も、暴言もない家庭を築けたわけではありません。しかし、暴力も、暴言もなく、〝紳士・淑女〟になれた患者は、脳を支配する依存の回路が、断酒の回路に上書きされたと言っても、過言ではありません。

確かに、著者が、最初の一年、自助グループ回りで出会った、同じアルコール依存症患者たちは皆、例会やミーティング中、①私語は慎み、②発言の時間配分を考え、③約束は必ず守ります。そして、帰る時は、みんなで本当に気持ち良く、送り出してくれます。これらは、著者が教えている多くの大学生たちにも欠けている素養、作法です。それを体得することは、すなわち、社会人としての心得であり、学生たちの就職対策にも、応用したいくらいです。もし、著者が採用側なら、ミーティング中の依存症患者の振る舞いだけでも、内々定を出します。そして、それこそが、《回復》というより、《成長》した証と言えましょう。

もちろん、社会復帰した暁に、「私は、依存症を経て、《成長》しました。」などとは言えません。職場や家族に、散々迷惑を掛けておきながら、《成長》したなどと言えば、周囲の反発は必至です。やはり、「お陰様で、《回復》致しました。」と挨拶するのが、適性表現でしょう。確かに、肝臓の値は、《回復》したのですから。

しかし、欧米の企業では、**精神疾患であっても告白して、《回復》の手段を見出し、その手段を行使し続けた者は、《成長》したとラベリング**されます。そして、無病息災な社員よりも、**《問題発見能力》と《問題解決能力》があると高く評価**されるのでした。日本の企業風土も、欧米に追い付くことを願います。それには、まず、風邪を引いたら、すぐに訪ねる**【身体】**のかかりつけ医と同様に、心が荒んだら、すぐに訪ねられる**【精神】**のかかりつけ医（精神科病院）が常在するというコンセンサスを、日本社会に根付かせる必要があります。

以上から、**アルコール依存症を、真に克服するということは、酒を止めて、――【身体】は、《回復》し、【精神】が、《成長》した。**――というテーゼに収斂《しゅうれん》出来ます。それが、落とし処で、周囲も納得の表現でしょう。

▼アル中の理屈

これまで、依存症患者で社会学者であることを自負して来た著者ですが、それは、多くの専門家たちにとって、想定外の存在であったようです。患者は、あくまで無垢な患者で、《批評精神》は《回復》の妨げになるというのが、一部の研究者たちの本音だったのかもしれません。『猿の惑星』で、知性を帯びてきた類人猿を、人類が、駆逐しようとするのと同相です。

二〇一四年八月、京都府で行われたアルコールセミナーにおいて、スーパーセレブなカウンセラー女史が講演で、「女性のアルコール依存症患者は、自分を傷つけ、男性のアルコール依存症患者は、他人を傷つける。」、「例えば、女性は、摂食障害やリストカット。男性は、家族への暴力や暴言。」、「だから、男性の依存症患者は、暴挙を反省することから、出直しましょう。」というステレオタイプな話をされました。この男性酒害者に対するスティグマ（負の烙印）は看過出来ないので、質疑応答の時間に、著者は、「滋賀県断酒同友会大津支部所属（現在は、東大阪断酒会 布施西支部へ移籍）で、近畿大学文芸学部准教授の社会学者で酒害者です。」と名乗り、質問します。「私は、男性のアルコール依存症患者ですが、家族に、暴力も、暴言も、一切したことはありません。ひたすら陽気な酒癖でした。その場合、何を反省すればよろしいのでしょうか。」と尋ねました。想定外の質問だったのか、そのカウンセラー女史は、著者の断酒歴を聞き返し、三カ月(当時)だと知ると、「一年断酒してから、出直して来なさい。」と、無理やり、質疑応答を終わらせました。しかし、閉会後、京都府断酒平安会の会長さんから、「いい質問してくれた。一年後が楽しみや。」と声を掛けられて、留飲を下げたものです。

また、著者が、アルコール依存症と診断されて、最初に出会った友人の精神科医からは、「インテリは、なんやかんやと理屈を付けて、呑みよるから、酒は止められんよ。」と言われました。事実、著者も呑み続けていた時は、四の五の理屈を付けては、否認していた口です。

しかし現在、著者は、この本で書いたように理屈をこねて、酒を止めています。そして、今後も、これぞ、【精神】が《成長》した証だと言えるよう、酒の無い社会学者として生きてゆく所存です。一般化すれば、アルコールを止めて、社会に適応する素養、心得、作法を体得することが、【精神】の《成長》だと言えるのでしょう。

▼過去への謝罪

先般、《成長》の証のひとつとして、アルコール依存症であることを否認し続けて、迷惑をお掛けした内科の主治医に、手紙を書いてお渡しし、お詫びと断酒の報告を致しました。

その文面が、以下の通りです。

〇〇先生

ご無沙汰致しております。嘗《かつ》て、主に膵管結石の治療で、お世話になっておりました、前田益尚です。

当時は、先生から、アルコールを止めることが根本治療に繋がると、何度も診断して頂きましたにも拘らず、否認し続け、申し訳ございませんでした。


一昨年末、二〇一三年一二月、糖尿病が悪化して、ケトアシドーシス（糖尿病の末期症状）になり、大津日赤に救急搬送され、やはり、アルコール依存症が原因だと診断されました。

そして、そのまま、妻が調べてくれた、いわくら病院のアルコール病棟に転院し、三カ月の入院治療で、断酒の道が拓けました。退院後は、一年間、大学を休職して、アルコール専門病院、安東医院への通院と、滋賀県断酒同友会 大津支部（※現在は、東大阪断酒会 布施西支部へ移籍）に所属し、のべ三〇〇回以上の例会に出席して、断酒を継続しております。

そして、この四月より、近畿大学へ復職する運びとなりました。

もう、一生、酒は呑みません。
○○先生の親身な直言を聴いていれば、もっと早くに立ち直れたのにと後悔しております。しかし、○○先生のお言葉が心に残っていたので、今回、断酒の道へ踏ん切りがつきました。ありがとうございました。
ここに、断酒一年を全うした事を、ご報告させて頂きますと共に、その証左に、断酒会の機関誌に載った、小生のエッセイのコピーを同封致しました。先生に、ご高覧頂ければ、嬉しいです。

現在、糖尿外来は、△△先生のお世話になっており、膵臓の値も安定している様子ですが、残っている結石が災いとなる時は、○○先生の患者にして下さい。よろしく、お願いします。

長文、お読み頂き、感謝申し上げます。ありがとうございました。

平成二七年三月五日

滋賀県断酒同友会大津支部
前田益尚　拝

以上の手紙を受け取って、一週間後の外来時間前にお会いした○○先生は、はじめて見る満面の笑みで、「がんばってはるのが、よくわかりました。これからも、がんばりましょう。」と言葉を掛けて下さいました。

膵臓に石が出来ようが、それが原因で救急車で運ばれようが、いつも、酒の臭いをぷんぷんさせながら、外来受診をしていた著者です。先生は、著者の家族に、「前田さんは、決して、酒を止めないでしょう。」とおっしゃり、匙《さじ》を投げておられました。その患者が、酒を止めて、謙虚な面持ちで現れたのですから、衝撃だったでしょう。それと同時に、どんな患者でも、断酒が出来る可能性があることを分かって頂けたでしょう。それが、満面の笑みに繋がったのだと思います。

アルコール依存症で、呑み上がっている間に、身体が受けたダメージは、計り知れません。断酒してから、なん年も、なん十年も経っているのに、アルコールの影響と見られるがんや脳の病気で、他界された仲間を、たくさん見て来ました。その度に、ショックです。あんなに長い間、断酒しているのに。

アルコール依存症患者は、断酒が板についたら、ゴールではありません。いつ何時、アルコールによるダメージが、身体に後発するのか、わからないのです。その時のために、かつてお世話になって、裏切り続けていた内科医には、これまでの非礼を、素直にお詫びした上で、断酒して、成長した姿を見せて、信頼関係を再構築しておくことが、将来の安息にも繋がることを憶えておきたいものです。

アルコール依存症を克服することを、精神科医のなだいなださんは、ひと言にまとめていらっしゃいます。

「治癒はないが成長はある」（なだいなだ、二〇一三、pp.203-204）

これまで述べて来た、アルコール依存症克服のライフヒストリーを単純化すると、以下のようなチャートに出来ます。

《回復（断酒）⇓適応（断酒継続）⇓成長（脱酒）》

適応（adaptation）とは、まさに、サバイバルです。現代の社会環境において、生物としてのアルコール依存症患者が生き抜く、生き残るためには、**断酒継続**が、必要不可欠であることを指します。

そして、**適応のプロセスにおける具体的な行動こそが、自助グループへの積極的な参加**だと言えます。適応のプロセスでは、大学教員である著者の目から見ても、社会に出るための就職活動に使える礼儀作法、マナーも体得出来るのです。

アルコール依存症が、完治することはありませんが、その代わりに、【精神】の《成長》があることを、希望としたいものです。著者の場合、アルコール依存症の克服と同時に、教育者としての《成長》も、遂げております。それは、休職中、ほぼ皆勤賞で出席した、安東医院のアルコール講座のおかげです。何十年ぶりかに、**教える側から、教えられる側に戻った**著者は、週替わりの講師の先生に、たくさんの事を学びました。特に、授業の進め方です。精神的に病んでいる患者さんから、理想の回答を引き出すのは、至難の業です。そこで、差し出がましくも、講師だったある精神保健福祉士さんに対して、自分の授業計画通りに終わらせようとしても、精神疾患の患者さんは、型にはまってくれませんよと言ってしまいました。そして、見ている(観察している)と、患者さんの自由な発言に合わせて、授業を進行していくのが自然な流れとして収まりが良いと言明してしまったのです。すると、返す刀で、**じゃあ、前田さんがやってくださいよ**と言い返されました。

しかし、その瞬間、著者は、教壇復帰への希望が湧いて来たのです。自分にも、まだ、教壇から、やるべきこと（学生の発言に合わせるというスタイル）があるのだという思いに至ったのです。ありがたいことでした。その他、社会復帰への力を与えて下さった講師陣とのエピソードは、枚挙に暇がありません。

▽家族の回復

こうして、《成長》を遂げたであろうアルコール依存症患者を目の当たりにして、はじめて、安心して、今度は、家族が《回復》を始められるのです。

ソプラノ歌手が本業であった妻は、著者が入院中も、通院中も、晴れの舞台に立つことはありませんでした。教育者として、声楽を教える仕事は続けておりましたが、大きなステージに立つ余裕はなかったようです。アルコール依存症患者の【身体】は、《回復》しても、【精神】が、《成長》した証を知ることなしに、芸術の創作活動など出来るエネルギーは生まれなかったのでしょう。

そして、この本を書くに至った著者を見て、ようやく、妻は、リサイタルの舞台に立ちました。二〇一五年一〇月一八日、ソプラノ歌手としてのステージに帰って来てくれたのです。これが、家族の《回復》であり、アルコール依存症からの完全なる《回復》に近い、ひとつの到達点です。当日は、多くの医療、断酒会関係者が、家族の《回復》した姿を祝福するため、会場まで、ご来駕《らいが》下さいました。そのおひとりおひとりに、著者は、ご挨拶して、御礼を述べて回りました。これが、家族そろっての《回復》なのです。

4 ザ・ロード・トゥ・自立

著者は、お陰様で、二〇一五年四月一日、近畿大学文芸学部に准教授として復職させて頂きました。

仕事始めは、新入生ガイダンスで、一年生に向けて、自己紹介をすることです。素面《しらふ》で、堂々と、大学で体得すべきは、《知識》より、《知恵》であるという自説を展開出来ました。休職期間中、自助グループ回りをして、断酒猛者やコワモテの前で、体験発表して来た著者には、ティーンエイジャーである新入生へのプレゼンテーションなど、赤子の手を捻るくらい簡単に思えました。もう、アルコール無しで、どんな局面でも、言いたいことが言える自分になれていたのです。

しかし、ここで過信していては、《自立》どころか、《成長》もおぼつかなかったでしょう。復職直後、コンビニでコーヒーを買っていると、学生から、声を掛けられます。

「先生、お元気ですか。ボクのこと、覚えていますか。」

確かに、顔は覚えているものの、どこの誰だか、即座には、思い出せません。すると……

「一年ゼミで、お世話になった○○ですよ。」

そうです。著者の正規のゼミ生、三年生以上は、休職中に、全員卒業しているはずなので、自分の中では、勝手に、学生の存在をリセットしてしまっていたのです。しかし、冷静に考えてみると、二〇一四年一二月に、著者が、いわくら病院に入院する直前まで担当していた一年配当の授業に出ていた学生は、まだ、三年生として残っているはずなのでした。

思い出した途端、著者は、思わず頭《こうべ》を垂れて、謙虚に、謝罪をしました。復職直後、迷惑を掛けた教職員の皆様へ謝罪した時と同じ言葉が口をついて出て来ました。

「ご迷惑をお掛けして、本当に、申し訳ございませんでした。」

呑んでいた頃は、《万能感》しかなく、王者のような語り口であったであろう著者からの思いもかけぬ謝罪の言葉に、学生も面食らったのか……

「いや、あの時は、先生が飲んでいるなんて知らなくて……でも、おもしろかったですよ。あんなに、ぶっ飛んだ授業は、二度とないですから。」

と言ってくれました。

それから、キャンパス内で、見かけた顔に会う度に、著者の授業を取っていたか、確認しては、同じように、謙虚に、謝罪の言葉を繰り返しています。それが、生き直しなのです。

▼告白する意義

著者は、近畿大学の公式ホームページ、教員紹介の欄で、付記として、自身がアルコール依存症であった事実をカミングアウトしました。そして、それが、依存症への誤解や偏見を正す一助になればと悦に入っておりました。大学ＨＰの該当部分は、以下の通りです。

■前田益尚

▲付記

二〇〇七年度、ステージ４に近い、重篤な下咽頭がんと診断され、休職。

京都大学医学部附属病院における約一〇カ月の入院で、声帯を残して生還を目指す奇跡の手術、放射線、抗がん剤の治療を経て、完治。二〇〇八年四月より、復職。

がんに対して、楽観的に向き合い、超克したプラス思考、ポジティブ・シンキングを、教壇から、次世代に伝える。

二〇一四年度、抑うつ状態、アルコール依存症と診断され、休職。

京都のいわくら病院における三カ月の入院治療を経て、断酒会に入会。安東医院に通院しながら、一年三カ月で、のべ三三〇カ所以上の自助会に参加。体験発表を重ねて、回復を果たし、二〇一五年四月より、復職。

精神疾患を克服して、成長した証を、教壇から、次世代へ伝える。

(http://ccpc01.cc.kindai.ac.jp/bungei/bunka/teacher_maeda.html)

しかし、日本で、アル中であることを公にするのは、良くも悪くも、みんな、サブカルチャーに属する方々ばかりです。漫画家、西原理恵子さんの夫、戦場カメラマンだった鴨志田穣さん然り、アル中の仲間内でもカリスマ化している作家、中島らもさん然り、アウトサイダーです。しかも、皆さん、回復せずに、他界してしまっているではありませんか。

いまだ、日本では、メインカルチャーで活躍する御仁の中に、アルコール依存症をカミングアウトした先例はありません。そして、著者も、社会学会では異端、奉職する近畿大学では、キワモノです。ですから、著者が、アルコール依存症であったと公言しても、さもありなんと納得されるだけかもしれません。もちろん、日本の正統中の正統、皇族では、寛仁親王が、アルコール依存症を公表されましたが、「ヒゲの殿下」も、正統の中では、異端でした。

このまま、サブカルチャーの住人ばかりが、アルコール依存症を告白してゆけば、日本では、社会的な認知が進むどころか、アル中は、キワモノの病というスティグマ(負の烙印)を、固定化させてしまう恐れがあります。

アメリカの元大統領、ジョージ・ブッシュのように、社会のメインストリーム(主流)を歩む人間が、アル中であることを告白して、《回復》する手段を見出し、遂行して、《成長》した姿を現わし、ロールモデル(模範)とならなければ、世の偏見は解けません。日本でも、疑いのあった大臣クラスの御仁やスーパーアイドルに、その任を担って頂きたかったです。

▼次世代への希望

日本人の一割が、お酒を全く呑めない体質で、さらに一割が、ほとんど呑めない体質だと言われています。呑まないで、人生を全うしている彼ら彼女たちに、アルコール依存症の気持ちを理解してもらおうとしても、無理です。しかし、社会的人間である限り、下戸でも、世の中の何かには、頼っているはずなのです。

微力ながら、著者は社会復帰後、大学で様々な依存症を横断的に扱った授業を行っています。社会的な生物である人間は、何かに頼らなければ、生きてはいけません。無人島に、ひとりで置かれては、ほとんどの人間が、死に絶えます。著者の場合は、ひとに頼らず、アルコールに頼り、しかも、頼り切ってしまったがため、病気になってしまったと、次世代には語り掛けています。

すると、ゲームにハマって、バイト代をすべて注ぎ込んでいるゲーム依存の学生や、ネットに感情を奪われ、現実の彼氏が去っていったというネット依存の女子学生と共感出来る授業になりました。いずれも、どこかの例会やミーティングで聴いたようなお話です。

ただ、著者は、医療者ではありませんから、ゲームやネットにかまけて、授業に出ずに、単位が取れていない彼らや彼女たちを治療することは出来ません。二年生の学生は、三年生になったら、パソコンから離れて、授業に出ると言います。しかし、**自分の意志では、どうにもならず、脳が暴走するのが、依存症です。**なんとか、わかってもらえる手立てはないかと、アディクションセミナーでお会いした、ゲーム依存を扱っていらっしゃるケースワーカーさんに相談すると、学生が没頭しているゲーム名と依存症で、検索してみて下さいとおっしゃいました。そうすれば、依存症の悲惨な末路が、画面に出てくるだろうと。しかし、著者自身も、アルコール依存症者の悲惨な末路を知っていましたが、自分だけは、違うと否認して来た経緯があります。学生も、きっと、他人事だと捉えるでしょう。

そんな時、地元、大津市の保健所にいらっしゃる臨床心理士さんから、ご助言を頂きました。三年生になったら授業に出ると言っている学生に、具体的な計画書を出させてみなさいとの妙案です。確かに、著者も、いわくら病院に入院中、自助グループ回りのサバイバル計画を立て、それを遂行するうちに、飲酒欲求が減退していったものです。もし、ゲームやネットに没頭する学生たちが、**依存症であったならば、脳を支配する依存の回路を、自立の回路で、上書きしなければならないのです。**

幸いなことに、近畿大学では、年度ごとに、マイキャンパスプランという学習計画書を、学生に書かせる制度があります。依存症の恐れのある学生には、有効だと考え、活用することにしました。アドバイスを頂いた大津市保健所の臨床心理士さんには、感謝しています。

しかし、精神疾患は、ものの見方で、診断が分かれる厄介な病です。別のスクールカウンセラーさんの講演会にも参加して相談したら、「大学なんて、義務教育ではないのだから、単位なんか取らなくても、卒業しなくても、いいじゃない。」と言われました。そのカウンセラーさんは、「ゲームやネットに没頭していたとしても、週に一度だけでも、前田先生の授業に出て体験発表をして、共鳴出来ていれば、それだけで、大学に行った価値がある。」とおっしゃるのです。

まだ、教壇復帰して、一年目。依存症をテーマにした、試行錯誤の授業が続きます。

人間の脳の中では、おおよそ二五歳で、価値観が固定化するという説があります。ならば、二五歳以下である次世代の大学生にこそ、誤解や偏見を修正する可能性が見出せるのです。

教育とは、地道な革命！　です。

▽依存の対極は、自立

これまで、酒の力を借りなければ、大胆な授業など出来なかった著者が、現在、素面で、大学教育の新境地を開拓しています。一年半前、酒を取り上げられた時は、絶望しかありませんでした。酒なしでは、二度と新しい授業スタイルを見出すことなど出来ないと諦めていました。酒なしでは、毎年同じノートの知識を板書して、学生に書き写させるだけの、その日、その時間に、その教室に来る意味も意義もない、コピー可能な授業をするだけだろう。そんな教員余生しか残っていないと諦めていました。

そして、もし、改めて、授業革命を起こすなら、再び、アルコールに手を出すしかないと信じていました。しかし、三カ月間、いわくら病院おたぎ病棟での入院生活で頭を冷やし、退院後は、安東医院のアルコール講座を、一年間ほぼ皆勤賞で受講して学びながら、自助グループ回りで、拙いまでも、体験発表を重ねていくうちに、酒の勢いで体得したスキルは、脳が覚えていてくれたことを自覚するに至りました。

地道なリハビリを続けていれば、個人差はあるでしょうが、一定期間で、アルコールによって磨き上げた発想力を、脳が、素面の状態でも、思い出してくれるのです。

依存症とは、快楽や報酬系の回路が、脳に出来上がっており、再び、一滴でも酒を呑むと、自分の意志では制御不能に陥って、脳が暴走する病気だと危惧されて来ました。しかし、それと同時に、アルコールが培った生産的な想像力も、脳は覚えていてくれるのです。二〇一四年、ドイツの研究グループによる報告では、記憶と学習を司る脳の部位、海馬は、断酒をすれば、一定期間で回復するとされています。それすなわち、飲酒期間中に憶えたスキルも、断酒直後は使えませんが、回復すれば、酒なしでも、蘇る可能性を示唆しています。

そして、**酒の力を借りて創造していたアイディアを、素面でも呼び起こすプロセスこそが、《依存》からの《自立》を証明する段階**であるとラベリング出来るでしょう。

振り返れば、アルコール依存から、ケースワーカーをはじめとする医療者依存にシフトするのが、治癒のはじまりでした。しかし、それが着地点ではありません。ドクターも、ケースワーカーも生身の人間ですから、不確定な人間関係にだけ頼っていたのでは、確固たる《自立》には至れないでしょう。治療は、《自立》するプロセスにおける、導入としては、絶対に必要な時間でした。お世話になった医療者の方々には、断酒への引導を渡して下さった事に対して、感謝の念は尽きません。

そして、現在、《自立》することが、《依存》の対極にあり、《依存》からのテイクオフだと考えています。その《自立》こそが、再び、アルコールに手を出さなくても、アルコールの力を借りて行って来た偉業と同じ行いが出来る状態を指します。

時間はかかっても、**脳は、アルコールで培ったスキルを覚えてくれている**ということを証明してゆくことが、アル中社会学者としての著者に課せられた天職だと考えています。そうすれば、再び、アルコールに手を出さないと、何も出来ないと諦めていた依存症患者にも、希望が与えられます。断酒して、いますぐ、素面の状態で、飲酒時のような能力は発揮出来ないにせよ、時間を掛けて、リハビリを重ねてゆけば、**いつか、飲まなくても、飲んでいた時と同じ能力を発揮する日が来ると思えます。そう、思うことが出来れば、二度と、酒に手を出すことありません。**少なくとも、もう少し、我慢して、リハビリを続けようと、**再飲酒を抑止出来ます。**

このように、大学においては、固定観念のない次世代へ向けて、酒害教育はもちろんの事、酒なしでも機転の利く！　即興授業（いま、この教室に居なければ体得できない知恵を学ぶ、コピー不可能な授業）を提供し続けてゆくことが、《依存》から、《自立》した著者の天命です。

教科書通りだと、アルコール依存症の世界は、思うに任せない現実から逃避できる快楽の園です。そんな世界から、先生は、なぜ、戻って来た、来られたんですか？

これは、教壇復帰した著者に対する、学生からの最初の質問でした。そして、著者の答えは、こうです。

いわくら病院で、陶酔から覚めて、リアルな自助グループ回りをしているうちに、酔って、周りが、意のままになっているような錯覚に陥る世界に、嫌気がさして来たのだと言いました。例えば、弱い相手とばかり、将棋や、チェスをして勝ち続けていても、冷静に考えたら、おもしろくありません。もう一度、意のままにならず、授業中も、スマホに感けるキミたちが、聴き入るような、歯ごたえのある、レクチャーをしたくなって、帰って来たと、しゃべりきりました。その時、その視界に映る学生たちは、誰ひとり、スマホをいじっていませんでした。これが、生きがい、天職、生への執着となって、アルコール依存症も克服してゆけるのでしょう。

「先生、手が震えたりしてたん？」

「うん、だから、黒板に字を書いた事、なかったやろ。」

「ホンマや！　先生が、板書すんの見たことないわ!!

え？　でも、スマホがあるのに、板書なんか、時代遅れや！　言うてたやんか!!」

「アル中は、言い訳番長なんです。」(笑)

▼パラレルワールド

二〇一五年四月、復職が叶い、教壇復帰した瞬間、素面で、満足のいくプレゼンテーションが出来たのは、それまでの一年数カ月、断酒猛者と言われる、断酒会のコワモテの前で、体験発表を重ねて来たからです。そのことを思えば、二〇歳そこそこの大学生など怖くない、アルコールの力を借りなくても、堂々と、講義が出来る自分が居ました。

教壇復帰したら、休職中に築いた、自助グループの世界とは別の、本来の生きがいの場、大学というパラレルワールドが、重層的に開かれたのです。ふたつの世界、その利点は、もし、授業で挫けることがあっても、自助グループの例会やミーティングで弱音を吐けば、仲間は、みんな、味方になってくれます。また、自助グループとはいえ、人間の集まりです。そこでも、嫌な目に遭ったら、今度は逆に、大学の前田研究室で、ゼミ生たちに聞いてもらえば、励まし、応援してもらえます。

依存症から回復するために、自助グループというアナザーワールドに出会い、また、社

会復帰して、元の世界を再認識しました。社会的な人間とは、パラレルワールドを持てば持つほど、自在に乗り換えることが出来ます。そして、それこそが、精神を病む現代人のサバイバル術であることを、再確認しています。

アルコール依存症が、完治することはないのです。また、再び、飲める日は来ないのです。アルコール依存症とは、再び、一滴でも酒を呑むと、脳に出来上がっている快楽や報酬系の回路が、オートマティックに作動して止まらなくなる病気です。

現在、キャンパスワールドにある、メディア論がテーマの前田研究室では、アルコール依存症を克服する作用を、ポジティヴに応用する思考訓練を行っています。

毎回、ゼミ生たちには、この一週間、テレビ、新聞、ネット等のメディアを渉猟させて、最も危険と感じた時事問題を発表してもらいます。その結果、問題を、①発見する回路、②討論する回路、③解決する回路を、脳の中に構築してゆこうという試みです。

つまり、これを、毎週毎週、繰り返して実践していけば、いつ、何時、どんな問題に直面しても、何らかの解決策を導き出す回路が、オートマティックに作動して止まらなくなる脳をつくることが出来るのではないかと期待して、学生たちを指導している元アル中社会学者の著者でした。**快楽や報酬を得るために、飲酒欲求が止まらない脳が出来上がるのであれば、創造力の希求が止まらない脳も、作り上げることが出来るのではないか**という試みです。

▼家族ゲーム

大学の授業でも使える依存症対策の方法論は、他にもあります。

二〇一四年一二月五日、京都府のアルコール依存症セミナーで、新阿武山病院の精神保健福祉士さんから手解きを受けたＣＲＡＦＴ（Community Reinforcement And Family Training）という、依存症患者に対する、家族の接し方です。その中では、主語を〈私〉にして語りかける方法を使っています。

「あなた！　お酒を止めなさい。」と、二人称で問い詰めると、依存症者は反発するだけです。

「あなたのお酒の呑み方を見ていると、〈私〉が心配なの。」と、一人称で語りかけると、患者も態度を軟化させるものです。これを、学生の身近な人間関係に起きている問題で、思考実験してみました。

★妹に、片付けてないものを捨てられる。（三年女子）

これは、簡単。「あんた、なんで捨てるのよ！」ではなく、「〈私〉の大切なものが無くなると悲しいな。」を連発してみる。

これは、成果があったようです。

★皿を、片付けない弟。言うと、おまえが片付けろと反論。（二年女子）

反抗弟は、難問です。……皿を割る。〈私〉が割る。たまらず、弟も片付けよう。

笑い話のようで、二番目の例など、成果を挙げられたかは、疑問ですが、授業終了後に出会った学生たちに聞くと、兄弟姉妹の間では、二人称で呼びかけるより、一人称で訴えかける方が、相手の態度が柔軟になることは確かだと言っていました。

▽次世代の声

著者が、アルコール依存症に端を発して、依存症全般とその対応を扱う授業を行った結果、アンケートに答えてくれた学生の声を紹介します。

「私の祖父が、酷いアル中でした。親から聞くと、大柄な祖父は、飲んだら、暴れる人で、家族の恐怖は、大変なものでした。

しかし、先生のお話しを聞いて、病気だと分かっていれば、本人も、反省したかもしれないし、家族の気持ちも違っていたのかもしれません。そう思うと、切なくなりました。現在は、祖父も他界してしまっているので、どうしようもないのですが……

最後に、本人でなくとも、家族が、病院に行くだけでも有効だと教えてもらえて、とても救われました。」（三年女子）

「アルコール依存症患者と言えば、部屋で、ひとり寂しく、酒を飲んでいて、人には、暴言を吐くというイメージしかなかったのですが、先生を見て、明るく話す人もいるんだと、非常に勉強になりました。」（三年女子）

「アルコール依存症といえば、社会的にはマイナスにとらえる人が多い中で、先生は堂々と語っているところに、とても好感が持てました。

先生には長生きしてもらい、アルコール中毒から立ち直った経緯を語り継いでほしい。」（二年女子）

「前田先生の授業を受けたのは、一年生の時のメディア論以来で、改めて、アル中から復活した先生がすごいと思いました。」（三年女子）

以上の回答から、アルコール依存症への理解は、当事者が、包み隠さず、正直に、カミングアウトし続け、体験談を共有することからはじまるのだと確信しました。

そして、学生からのアルコール依存症に関する相談は、著者が医療者ではありませんので、近畿大学にも近い、ひがし布施クリニックを紹介しています。（一九〇頁参照）

当クリニックの院長は、現在、著者も所属する関西アルコール関連問題学会の会長さんです。

5 そして、断酒社会論

アルコール健康障害対策基本法が成立した現在、断酒しやすい社会の基盤整備とは、どのように考えられるのでしょうか。

(1) 予防：酒造メーカーの社会的な貢献（酒害対策）を促す

日本で成熟した基幹産業、自動車メーカーは、自社製品により消費者が被るリスク、交通事故対策を、社会的責任として負っています。事故を減らせる車体の改良や、交通事故を回避する技術革新には余念がありません。

対して、市場規模六〇兆円超（二〇一三―二〇一四年）と言われる自動車メーカーには及びませんが、三兆六〇〇〇億円の市場（二〇一四年）を見込める酒蔵メーカーが、酒害対策に積極的でないのは、無責任な産業だと言う他ありません。自動車も、酒も、数々の文学や芸術の表現に、ツールとして使われて来ました。その意味では、文化産業の所産です。市場規模に拘わらず、アルコール飲料が、誇り高き文化の生産ラインに位置するためにも、酒造メーカーが、酒害対策を怠らないことは、最低限のマナーでしょう。

〈理解より、解決！〉

一九二〇年、イギリスの経済学者、アーサー・セシル・ピグーが発表した、ピグー税は、例えば、自動車メーカーがもたらす、負の外部効果に課税して、社会的損失を補う構想でした。現実に、イギリス政府は、一九七〇年代、ブックメーカーの解禁とトレードオフ（交換条件）に、新しいギャンブル課税を施行し、税収を、ギャンブル依存症患者の対策費に充てた実績があります。

これを、新しい酒税に適用すれば、強制力のない理念法、アルコール健康障害対策基本法を補完出来ます。チャンスとしては、小泉政権下における規制緩和の波で、コンビニにおける酒類販売が解禁となった時に、トレードオフとして課税すべきでした。次の機会は、環境税の一環に、酒害対策を盛り込むことでしょう。

(2) 治療：かかりつけ医としての精神科病院の定着

風邪を引いたら、すぐに訪ねる【身体】のかかりつけ医と同様に、心が荒んだら、すぐに訪ねる【精神】のかかりつけ医（精神科病院）が、認知される社会を、理想とします。精神科への通院が、後ろめたいことではなく、サバイバルであると、社会全体がポジティヴに捉える見方が必要です。

欧米では、知識人階層の多くが、かかりつけ医としての精神科医と繋がっています。精神科医にかからないのは、何も悩みのない、何も考えていない人種だと、逆差別を感じるくらいです。日本でも、精神科病院が、物事を考えに考えあぐねた果てに行き着く場所として認知されることが必要でしょう。そのためにも、オピニオンリーダーが、精神科にかかっていることを公言する事を期待します。

〈理解より、解決！〉

そのためには、精神科医は、患者と伴走するトレーナーのような存在であることが、ひとつの理想です。それを、精神科医のなだいなだは、こう表現しています。

《いいよ、三カ月、よく頑張った。その調子だ。》、「記録に挑戦させているスポーツのコーチのような仕事だ。あるいは教育のような仕事だと。」、「医者に治してもらうような病気ではない。自分が治療の主体なのだ、と悟ったのだろう。」（なだいなだ、二〇一三、pp.183-207）

つまり、アルコール治療には、エビデンス（科学的な根拠）に基づく研究成果より、経験則による職人技が求められているとも言えます。現実に、オーダーメイドの診察でなければ、アル中は、言うことを聞きません。

（3）広報：酒害者本人によるオピニオン・リーダーの出現

アメリカでは、ジョージ・ブッシュという、**アルコール依存症を、カミングアウトしながら、回復して、世界最高の権力者と言っても過言ではない、大統領職まで全うした**、ロールモデル（模範）が、患者への誤解や偏見を払拭してくれています。しかし、日本には、成功モデルが見当たりません。これからは、日本のオピニオン・リーダーが、依存症から回復した姿を示して欲しいものです。

〈理解より、解決！〉

フォード元大統領夫人ベティ・フォードさんは、闘うファーストレディとして、政治に意見したのと同時に、自身のアルコール依存症からの回復体験を活かして、リハビリ施設を設立しました。カミングアウトで、風当たりが強くなろうとも、具体的な策を講じれば、世間も、認めてくれるものです。日本の名士にも、アルコール問題で、目に見える足跡を望むところです。それを、国が表彰するくらいの後押しをしてこそ、アルコール健康障害対策基本法の実りある体現です。

＊以上は、東大阪市保健所長から、近畿大学の文芸学部長と前田益尚宛に頂いた正式な依頼に基づき、二〇一五年七月七日、東大阪市アルコール関連問題会議において、著者が講演した内容をブラッシュアップしたものです。

▼新たなる難題

ところが、講演後、酒造メーカーによる、ＣＭの自主規制という社会問題が噴出しました。規制の一例は、アルコール飲料のＣＭにおいて、「ごくごく」「ぐびぐび」という飲酒欲求をそそる表現を止めるというものです。ところが、酒造メーカーの発表に、アルコール依存症患者へ配慮して、自主規制したとの文言があったため、案の定、ネット世論の反発を招く事態となりました。

過度な飲酒は、煙草同様、すべての国民に悪影響があると発表して、自主規制して頂くべきだったのです。

ネット世論では、心臓にペースメーカーが入っている患者も、食事制限されているのに、グルメ番組は、一切配慮していないではないか、など、配慮の平等性を問う反発が続出しました。

アルコール依存症への理解を求めるなら、まずは謙虚な姿勢が必要であり、先に、権利を主張してはいけません。

メディア研究が専門の著者が、アル中でなかったら、酒造メーカーのＣＭ自主規制に、なぜ、表現の自由が制限されるのかと疑問を呈するでしょう。

もし、このまま、アル中への配慮ばかりが叫ばれると、今まで、理解しようとしてくれていた正常飲酒者たちからも、アルコール依存症患者へのバッシングがはじまります。少数者への配慮をお願いするのに、当然の権利のように主張するのは、無謀です。

今回のＣＭ規制は、それこそ、通常飲酒者への配慮が足りません。もっともっと、アルコール依存症を、社会に理解してもらう必要があります。ゲイや、性同一性障害など、ＬＧＢＴや、マイノリティーの権利獲得には、カミングアウトと理解の歴史があったはずです。日本で、信頼される有名人が、誰ひとり、アルコール依存症を告白しない現在、今回の措置で、依存症への理解より、嫌悪が蔓延することを危惧します。


〈理解より、解決！〉


例えば、映画の暴力シーンに影響された殺人があったとします。

それこそ命に関わる問題なので、人を殺す映画は、すべて禁止となりかねません。著者は、メディア研究者として、出来る限り、表現の自由を守るために考察を深めています。そして、暴力表現も、それを見ることによって、欲求を解消する、カタルシス効果があると説いて来た立場です。ですから、自分がアル中だからといって、自分の欲求が、暴発しそうになる表現だけは規制して欲しいとは、口が裂けても、言えません。

著者が言えることのひとつは、飲酒表現にも、カタルシス効果を期待出来る事例を提示することです。

本書の第一部にありますように、下咽頭がんの治療で、何カ月も、口からモノが食べられなかった著者は、入院中、看護師さんにモテたい一心で、旨そうな映像を見ただけで、自分が飲んでいる、食べている気分になれると、強弁を繰り返していました。すると、退院までに、本当に、グルメ番組を視聴するだけで、飲み食いしている境地に達したのです。

我々、アルコール依存症患者にも、可能な限り、メディアから、負の影響を受けない精神修行が、サバイバルに繋がるというのが、メディア研究者である著者からの提言です。

しかし、今回の騒動で、最もやるべきことだったのは、ＣＭ規制が、アルコール依存症患者に配慮してではなく、過度の飲酒は、万人の健康を害する恐れがあるため、不適切な飲酒を煽るＣＭは自粛することになりました、と発表してもらうことでした。

おわりに

著者が、「アルコール依存症」と明記された診断書を提出して受理され、約一年間の休職と、精神科病院におけるリハビリ治療が認められたのは、奉職する近畿大学でも、レアケースであったでしょう。

前述のように、**欧米の企業では、精神疾患でも告白して、《回復》の手段を見出し、遂行して、克服した者は、《成長》したとラベリングされ、無病息災な社員よりも、《問題発見能力》と《問題解決能力》があると高く評価されます。**日本の企業風土も、欧米に追い付くことを願います。

著者が奉職する近畿大学には、医学部があります。そして、関西最大規模の病床を持つ、アルコール依存症専門病院、新生会病院の病院長、若先生は、近畿大学医学部の卒業生です。

二〇一四年一〇月三一日、新生会病院に入院されていた滋賀県断酒同友会の仲間を、著者が、激励に訪れた際、院内例会の後で、ご挨拶させて頂いた若先生に、著者は、こう述べました。「私の夢は、近畿大学に、断酒会をつくることです。」すると、若先生は、力強く、「私も、近畿大学医学部の卒業生です。前田さんの夢が叶う時には、いつでも、呼んで下さい。協力します。」とおっしゃって下さいました。ありがたいお言葉、いまも、著者の胸の内にあります。

また、関西アルコール関連問題学会の事務局は、二〇一五年現在、新生会病院 医療福祉相談室にあり、著者も、同学会の会員です。

酒害者であり、社会学者である著者個人のヴィジョンとしては、いつの日か、近畿大学のキャンパス内に例会場を設け、お酒に悩む教職員、学生とその家族のみならず、広く東大阪市民も巻き込んで、酒害から救済し得る、〝断酒会 近大支部〟や、〝AA近大ミーティング〟が出来ることを夢見ています。

酒害者の中には、毎度、同じ話をされる方がいらっしゃいます。聞いていて、飽きて来る話もありますが、中に、何度聴いても、胸に響くお話しがあります。そんな体験談こそが、古典落語のように、語り継ぐべきお話であり、話され方なのでしょう。

著者が、断酒会やＡＡで語る酒害体験は、まだまだ新作落語のようなウケ狙いの話が多いのです。もちろん、話の内容は真実ですが、新奇性を狙って、体験を掘り起こしています。

この度、はじめて、自身の病歴、ライフヒストリーを基に、超病を探究して参りました。しかし、人生は、まだまだ続きます。いつの日か、古典落語のように、何度読んでも、心に響く、次の楽天的闘病論を上梓出来たらと夢見ています。

現在、復職が叶い、東大阪の近畿大学キャンパスで、忙しく、授業を熟《こな》している著者ですが、月に一度は、お世話になった安東医院の副院長、若先生に診察を受けております。また、主治医のご指示通り、断酒会へ出席し続けています。アルコール依存症は、断酒後何年経っても、自助グループとの繋がりを断てば、死に向かう可能性が高まる病です。著者はありがたいことに、主任教授並びに、同僚教員の先生方のご理解とご協力を賜わり、現在所属する東大阪断酒会 布施西支部の例会（月曜日、19：00－20：45）には、可能な限り、参加させて頂いています。終生出席し続ける所存です。それが、アルコール依存症患者である著者が、生き残る唯一の方法なのです。

そして、二〇一五年は、夏休み中に、懐かしの安東医院、アルコール講座にも出席致しました。元気に頑張っている仲間たちと、生徒の姿勢になれるのは、教員としても、いいリセットの瞬間です。そこで、この夏、若先生が講師であった回に、ＡＤＨＤ（注意欠陥・多動性障害）が取り上げられました。当てはまる項目から、著者自身が、本の読めない学者であることの謎が究明されました。著者にとって、本という本は、数ページ読み進むと、目では、インクの染みを追っているのですが、頭の中では、まったく違うことを考えてしまいます。結果、誤読があっても、より優れた内容に変換されていれば、創造的な誤読、つまり、芸術の領域で、自分は〝もの読まぬ文学者〟だと居直っていました。しかし、それは、まさに、ＡＤＨＤの症状だったのです。

では、本が読めない気質のまま、どうやって学者になれたのでしょうかと問われます。著者は、読まねばならない本があると、大学院時代からの盟友に読んでもらい、内容を後から聴いて、情報を補っていました。その盟友が、人生の中で最も信頼に足る才覚の持ち主だったので、彼に聴くだけで、著者の読書に纏《まつ》わるＡＤＨＤの問題は、解決して来ました。

そう答えると、主治医、若先生は、「前田さんは、自らの疾患を、自ら認知行動療法を切り開いて、解決して来たのですね。」とおっしゃいました。ただし、著者の解決策は、他人頼みです。でも、それでいいのです。人間は、社会的な生き物ですから、心身の欠如は、誰かに頼って補い、生きてゆけばいいのです。決して、アルコールに頼っては、いけません。

そして、思春期に受けたＤＶが酷く、憎しみの対象でしかなかった亡き父ですが、断酒二年を全うした現在、著者の見方も変わりました。本書が書けたのは、精神科医であった亡き父が、遠回りしながらでも、導いてくれた、探究者として生きてゆく道程、サバイバルの成果だったのかなあと、感謝には、まだ至れませんが、恩讐《おんしゅう》の彼方、肯定的に思えるようになりました。

アルコール依存症が、完治することはありません。
また、再び、飲める日は来ないのです。
だから、生き残るためには、脳を支配する依存の回路を、
断酒の回路で、さらには、自立の回路で、上書きしなければならないのです。

付記
第二部は、著者の口頭発表（以下）を叩き台に、加筆・修正した内容です。
関西社会学会第六六回大会一般研究報告（二〇一五年五月二三日　於：立命館大学）
6．社会福祉・医療部会（1）
演題「断酒社会論構築のためのエスキス――酒害者本人による参与観察（入院、通院、自助会活動）を手掛かりに――」
前田益尚（近畿大学）
http://www.ksac.jp/wp-content/uploads/2015/04/bb3621949of0ad264064387ed7632506.pdf

【医療機関】（二〇一五年一二月現在）

いずれも、著者が信頼できる医師やスタッフのいる医療機関です。

■いわくら病院
京都府京都市左京区岩倉上蔵町一〇一
☎075-711-2171

■浜大津まつだ医院
滋賀県大津市浜大津三丁目一〇-三
☎077-525-0086

■安東医院
京都府京都市下京区間之町通下珠数屋町上る西玉水町二七九
☎075-344-6016

■広兼医院
京都府京都市伏見区大阪町六〇二
☎075-622-3006

■ひがし布施クリニック
大阪府東大阪市足代三-一-七
☎06-6729-1000

■新生会病院
大阪府和泉市松尾寺町一一三
☎0725-53-1222

■新阿武山病院
大阪府高槻市奈佐原四-一〇-一
☎072-693-1881

■滋賀県立精神医療センター
草津市笠山八-四-二五
☎077-567-5001

■守山こころのクリニック
滋賀県守山市勝部一-一-二一
☎077-514-2262

【自助グループ】（リンクで繋がるサイトのある情報のみ紹介、二〇一五年一二月現在）

いずれも、著者が信頼できる仲間のいる自助グループです。

■滋賀県断酒同友会
http://shigadansyu.com/index.html

■京都府断酒平安会
http://kyodanren.com/index.html

■大阪府断酒会
http://oosakafudann.sunnyday.jp

その他、全国に断酒会はあります。
詳しくは、以下の全日本断酒連盟サイトから、最寄りの断酒会をお尋ね下さい。
http://www.dansyu-renmei.or.jp
☎03-3863-1600

■ＡＡ滋賀
http://www.geocities.jp/shiganoaa/

■ＡＡ関西（セントラルオフィス：06-6536-0828）
http://www.aa-kco.com

その他、全国にＡＡはあります。
詳しくは、以下のＡＡサイトから、最寄りのＡＡをお尋ね下さい。
http://aajapan.org
☎03-3590-5377

あとがき

大学教員である著者は、がんと依存症を患うまで、強者の論理で、教育を行って来ました。強き者を、より強く育てるのが、自身の天命だと信じて、教鞭を執って来たのです。しかし、がんで、身体の弱さを知り、依存症で、精神の脆さを思い知らされました。否、がんを克服した時は、まだ、完全に、強者の論理です。本書の第一部を振り返れば、まさに、勝ち誇っています。結果として、自然に、弱者を受け入れる教育者の道が拓けたのは、アルコール依存症という精神的な病を経由してからです。

一例ですが、アルコール依存症から回復して、教壇に戻ると、精神に軽い障がいを持つ学生と出会うことになりました。健常者よりも、純粋な心を持つ若者です。見抜く目を光らせ、著者のレクチャーには、チェックを入れて来ます。超病以前の著者なら、論争を挑み、論破することで手懐《てなづ》けるのが、教育だと考えていたでしょう。しかし、今は違います。まず、自身の主治医、安東医院の副院長 若先生に相談をしました。そこで、自閉症スペクトラムの学生には、比喩や回りくどい説明は通じないと教わります。文芸学部の授業で、文学的な表現を使えないのは、辛いところですが、極論社会学者を標榜する著者です。持ち前の国粋主義的な観点から、ストレートな表現で、世界情勢を解説すると、問題の学生から、意外な返答がありました。

大学に入って、はじめて、正直な講義を聞いたと言うのです。

これまで、著者が持つ、「正直」という言葉の意味は、嘘をつかないことでした。それが、純粋な精神を持つ学生にとっては、分かりやすい、明確な物言いが、「正直」な話なのでした。身体と精神の病を乗り越えた教育者として、新たなる発見が続く毎日です。

教育とは、地道な革命なのです。

著者は、外科的な世界観を、勧善懲悪と捉えています。本書の場合、第一部では、悪の元凶が、がん細胞であり、善を担うのは、ドクターと病棟スタッフ、また、闘病中、激励に来て下さった上司に当たる教授の先生方です。ですから、文中に登場する医師と教授は、皆さん、ヒロイックな愛称で呼ばせて頂きました。

対して、依存症という精神世界は、善悪の区別などありません。著者にとって、味方と思しき方々は、感謝を込めて、形容詞でキャラ付けした上で、フラットに役職名など立場を示す言葉で表記させて頂きました。


最初に、がんとの闘いを開始して下さった大津赤十字病院の耳鼻咽喉科スタッフの先生方、最前線で闘って下さった、京都大学医学部附属病院のスタッフの皆様、本当にありがとうございました。

アルコール依存症との闘いでは、多くの医療スタッフ、自助グループの仲間たちに助けられて、枚挙に暇がございません。精神世界において、著者を救って下さった皆様は、八《や》百万《およろず》の神々のような存在です。改めて、御礼申し上げます。

そして、がんを患った時も、依存症を患った時も、多大なるご迷惑をお掛けしながら、著者の天職、教壇復帰をお許し下さった近畿大学と、近畿大学文芸学部の先生方、職員の皆様には、心より感謝申し上げます。待っていてくれた学生たちにも、感謝です。

どんな時も、支えてくれた妻と、そんな夫婦を見守ってくれた、ふたりの母には、感謝しても、感謝し切れません。

本書は、著者がはじめて締め切り前に書き上げた単行本です。呑んでいた頃は、原稿が間に合わず、時間切れで不受理など、日常茶飯事。大学時代の指導教授にも、大変な迷惑をかける始末でした。

ですから、本書の編集に手を挙げて下さった、晃洋書房、新進気鋭の編集者、阪口幸祐さんとの出会いには、神にも感謝します。阪口さんは、著者の学会発表から、聴いていて下さり、今回の担当を引き受けて下さいました。阪口さんのご英断がなければ、本書は生まれませんでした。そして、その柔軟な対応と的確なご助言により、粗削りな原稿が、体裁を整えた一端の本に完成したのです。阪口さんの機を見るに敏な編集力に、心より御礼申し上げます。本当に、ありがとうございました。また、本書の仕上げに、名は体を表すならぬ、表紙は体を表すユニークなカバーを手掛けて下さったデザイナー、北村昭さんの洗練された感性とご尽力に感謝申し上げます。

医療、大学の教職員、闘病仲間、編集者、家族、著者を取り囲む本当に多くの方々、まさに、八百万の神々の支えがなければ、本書は成立出来ませんでした。転んでもタダでは起きない、超病のサバイバル、その方法論とは、謙虚、反省、感謝の上にしか成り立たないことを記して、本書を閉じたいと思います。

最後に、著者の極論をご高覧下さった読者の皆様に感謝申し上げます。最後まで、お付き合い下さり、本当に、ありがとうございました。

二〇一六年二月

前田益尚

参考文献

〈第一部〉

Brown, N. O., *Life Against Death: The Psychoanalytical Meaning of History*, Wesleyan University, 1959（秋山さと子訳『エロスとタナトス』竹内書店新社、一九七〇年）

Dawkins, C. R., *The Selfish Gene*, Oxford University Press, 1991（日高隆敏他訳『利己的な遺伝子』紀伊国屋書店、一九九二年）

Heidegger, M., *Sein und Zeit*, 1927（桑木務訳『存在と時間』岩波文庫、一九六〇年）

樋野興夫『がん哲学外来入門』毎日新聞社、二〇〇九年

Illich, I., *Limits to Medicine: Medical Nemesis: the expropriation of health*, Pantheon, 1975（金子嗣郎訳『脱病院化社会——医療の限界』晶文社、一九七九年）

伊丹仁朗『笑いの健康学』三省堂、一九九九年

Kübler-Ross, E., *On Death and Dying*, Simon & Shuster, Inc., 1969（鈴木晶訳『死ぬ瞬間——死とその過程について』中公文庫、二〇〇一年）

九鬼周造『「いき」の構造』岩波文庫、一九七九年

前田益尚「楽天的闘病論——ひとに向けて発砲するガンマン」『第三回ウエルネスシンポジウム報告書』京都大学医学部人間健康学科　ウエルネス研究会、二〇〇九年、pp.14-32

――「超病論――教壇の社会学者が、臨床のがん患者になった時――」佐藤泰子編『患者の力――がんに向き合う，生に向き合う――』晃洋書房、二〇一二年、pp.133-170
高柳和江「癒しの環境研究会認定・笑い療法士の育て方」『癒しの環境』Vol. 13, No. 2、癒しの環境研究会、二〇〇八年、pp. 98-108
「『がん哲学外来』いのち&こころの治療」『週刊ポスト』二・二九号、小学館、二〇〇八年、pp.50-52
「命ときめく日に　第一部　病から始まった　第五話　貫き通す自分の生き方　独りがん乗り越える」『京都新聞』二〇〇八年一一月二二日付、1面。

〈第二部〉

Gazzaniga, M. S., *Who's in Change? Free Will and the Science of the Brain*, Brockman Inc., New York, 2011（藤井留美訳『〈わたし〉はどこにあるのか――ガザニガ脳科学講義』紀伊國屋書店、二〇一四年）
Illich, I., *Limits to Medicine: Medical Nemesis: the expropriation of health*, Pantheon, 1975（金子嗣郎訳『脱病院化社会――医療の限界』晶文社、一九七九年）
Khantzian, E. J. & Albanese, M.J., *Understanding Addiction as Self Medication*, Rowman & Littlefield Publishers, Inc., 2008（松本俊彦訳『人はなぜ依存症になるのか――自己治療としてのアディクション――』星和書店、二〇一三年）
前田益尚「超病論――教壇の社会学者が、臨床のがん患者になった時――」佐藤泰子編『患者の力――がんに向き合う，生に向き合う――』晃洋書房、二〇一二年、pp.133-170
――「断酒社会論序説」『月報「さゞ波」』一九五号、滋賀県断酒同友会、二〇一四年七月六日、p.6
――「高度断酒社会論」『おたぎ』六九号、いわくら病院おたぎ病棟、二〇一四年九月一〇日、pp.19-21
――「回復論序説」『安東医院二〇周年記念体験談集』安東医院、二〇一五年一月一七日、pp.17-19
――「成長論序説――回復だけでは、終らせない――」『ニューズレター滋賀』第三二号、AA滋賀、二〇一

五年三月二〇日、pp.22-23
――「依存文化論序説――依存から、自立へ――」『ニューズレター滋賀』第三三号、AA滋賀、二〇一五年九月九日、pp.17-18
なだいなだ・吉岡隆『アルコール依存症は《治らない》の意味』中央法規出版、二〇一三年
関井友子・清水新二・宋 龍啓「飲酒とドメスティック・バイオレンス――アルコール臨床調査から――」『日本アルコール・薬物医学会雑誌』四〇（二）、二〇〇五年、pp.95-104
Solnit, R., *A Paradise Built in Hell*, Nadell, 2009（高月園子訳『災害ユートピア――なぜそのとき特別な共同体が立ち上がるのか――』亜紀書房、二〇一〇年）

《著者紹介》

前田益尚（まえだ ますなお）

近畿大学文芸学部准教授

1964年生まれ
滋賀県立膳所高校卒
法政大学社会学部卒
成城大学大学院文学研究科コミュニケーション学専攻博士後期課程修了

国立大蔵病院附属看護助産学校・実践女子短期大学非常勤講師，法政大学社会学部講師を経て，現職

専門領域：メディア文化論

所属学会：
日本社会学会，関西社会学会，関東社会学会，日本マス・コミュニケーション学会，情報通信学会，日本社会心理学会，日本アルコール関連問題学会，関西アルコール関連問題学会

主な著作：
『大学というメディア論――授業は，ライヴでなければ生き残れない――』幻冬舎ルネッサンス新書，2017年
「メディア史の臨界点，テレヴィジョンの映像――マクルーハンを芸術と認知せよ――」（大越愛子・清眞人・山下雅之編『現代文化テクスチュア』晃洋書房，2004年，pp. 131-143.）
「メディア・リテラシィと批評――TV番組は文芸作品を超えられるか――」（大越愛子・堀田美保編『現代文化スタディーズ』晃洋書房，2001年，pp. 192-201.）他，論文多数

東大阪断酒会 布施西支部 所属
東大阪市アルコール関連問題会議に参加

楽天的闘病論
——がんとアルコール依存症，転んでもタダでは起きぬ社会学——

2016年３月30日　初版第１刷発行　　＊定価はカバーに
2018年４月15日　初版第２刷発行　　表示してあります

著者の了
解により
検印省略

著　者　前　田　益　尚©
発行者　植　田　　実
印刷者　西　井　幾　雄

発行所　株式会社　晃　洋　書　房
〒615-0026　京都市右京区西院北矢掛町７番地
電話　075（312）0788番㈹
振替口座　01040-6-32280

ISBN978-4-7710-2728-2　印刷・製本　㈱NPCコーポレーション